서보영의
꿀잠요가

서보영의 꿀잠요가

초판 1쇄 발행 2025년 1월 5일

지은이 서보영
펴낸이 장길수
펴낸곳 지식과감성#
출판등록 제2012-000081호

교정 김지원
디자인 강샛별
편집 강샛별
검수 주경민, 정윤솔
마케팅 김윤길, 정은혜

주소 서울시 금천구 벚꽃로298 대륭포스트타워6차 1212호
전화 070-4651-3730~4
팩스 070-4325-7006
이메일 ksbookup@naver.com
홈페이지 www.knsbookup.com

ISBN 979-11-392-2347-7(13510)
값 15,000원

- 이 책의 판권은 지은이에게 있습니다.
- 이 책 내용의 전부 또는 일부를 재사용하려면 반드시 지은이의 서면 동의를 받아야 합니다.
- 잘못된 책은 구입하신 곳에서 바꾸어 드립니다.

지식과감성#
홈페이지 바로가기

서보영의 꿀잠요가

서보영 지음

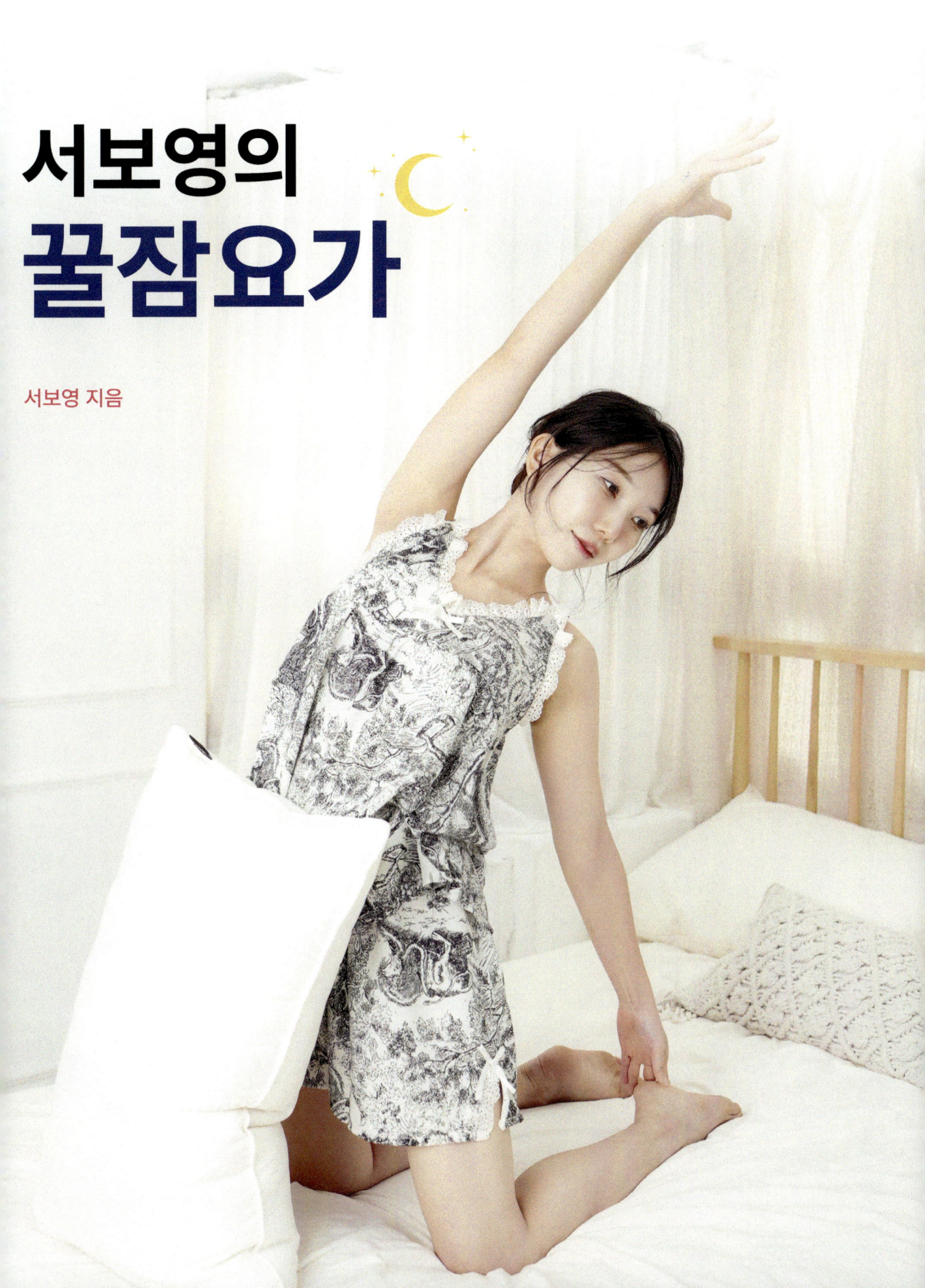

《서보영의 꿀잠요가》를 집필하게 된 이유

나는 요가원을 운영하면서 다양한 목적을 가지고 요가를 하는 사람들을 많이 만난다. 다이어트, 체형 교정, 심신 안정, 힐링, 부상 방지, 통증 등등 오랜 기간 사람들의 몸을 케어해 주면서 그들이 더 나아질 수 있도록 항상 고민하며 부족한 점을 찾아냈다.

다이어트를 목적으로 식단관리도 병행하고 요가도 꾸준히 하지만 쉽게 빠지지 않는 살, 심신 안정을 위해 꾸준히 요가를 하지만 예민해지는 신경, 마음은 힐링을 원하지만 몸은 스트레스로 잔뜩 굳어져 경직되어 있는 모습들을 자주 보게 되었다.

요가인으로서의 불안정함은 늘 있지만 최선을 다해 그들을 돕고 목표에 근접하지 못하는 원인에 대해 항상 고민했다. 그러던 어느 날 운영 중인 요가원에서 명상 수업을 하며 회원님께 여쭈어보았다.

"지금 눈을 감고 있을 때 평온한 느낌이 드시나요?"
"피곤합니다."

'아! 피곤이 우리의 진짜 원인!'이라는 생각이 문득 들었다. 우리는 모두 건강한 삶을 위해 운동도 하고 요가도 하고 많은 것들을 하지만 정작 중요한 잠을 간과하고 있었던 것이 아닐까?

잠을 제때 자야 호르몬 균형이 유지되고 살이 찌지 않는 건강한 몸과 마음이 유지된다.
글을 읽고 있는 당신, 지금 눈을 1분 동안 감아 보아라. 피곤한 느낌이 드는지, 그렇지 않은지 생각해 보자.

우리가 대부분 잠을 자는 시간 동안 대사 작용을 통해 내장이 움직이며 살이 빠지게 된다. 그래서 잠을 푹 자고 나면 개운하고 가벼운 느낌의 기분 좋은 하루를 시작할 수 있다. 하지만 잠을 제대로 자지 못하면 식단관리며 운동이며 무슨 소용이 있을까?

지난 5월 2일 베스트드림콘서트에서 요가 강연에 초대되어 알게 된 바른수면연구소의 수면 전문가 서진원 소장님께서 잠에 관해 하셨던 말씀을 소개한다.

**잠을 제대로 못 잘 경우 육체적으로는 면역체계 저하, 혈압 증가, 비만 유도 등 문제가 생길 수 있고 정신적으로는 인지기능 저하, 기억력 감퇴, 집중력 저하 등 문제가 생길 수 있다.
그만큼 잠은 우리가 다음 날 더 건강하게 살아갈 수 있게 삶의 질을 높여 주는 중요한 행위이다.**

함께 유튜브 요가 영상(SLEEP Dr. 신원철 꿀잠튜브)을 촬영하면서 알게 된 의학박사이자 수면 전문의 신원철 박사님의 말씀도 소개한다.

요가로 호흡과 심신 이완을 통해 부교감 신경을 자극해, 숙면하는 데 도움이 된다.

이 책을 통해 이렇게 중요한 잠을 잘 자기 위해서 숙면에 도움이 되는 호흡과 요가 동작들을 많은 이들에게 알려 드리고 싶다. 그리고 나의 수면 습관을 체크해 가면서 나에 대해 제대로 알고, 앞으로의 방향성을 정해 나아가면 삶의 질이 훨씬 좋아질 것이다.

이 책을 읽는 독자들은 건강한 삶을 위해 관심을 가지고 노력하는 사람들이다. 그렇기 때문에 모두가 이 책을 보고 실천해서 꿀잠요가로 깊은 숙면에 도움이 되기를 바란다.

지금부터 꿀잠을 위한 요가에 당신을 초대한다.

목차

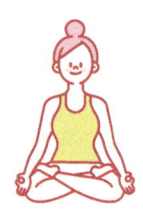

1부 꿀잠을 위한 요가와 수면의 과학적 이해

1. 꿀잠과 수면의 과학적 기초
수면의 단계: 비REM 수면과 REM 수면 … 12
요가로 수면의 질을 높이는 방식: 수면과 회복의 연결 고리 … 13
수면 부족이 신체와 정신에 미치는 영향 … 14

2. 몸과 마음의 긴장 이해하기
일상 속 긴장과 스트레스가 수면에 미치는 영향 … 16
긴장 완화와 수면 준비를 위한 요가적 접근 … 18
수면을 방해하는 요인 분석: 요가로 해결 … 21

3. 꿀잠을 돕는 요가와 수면 리듬의 관계
요가가 멜라토닌 분비와 수면 리듬에 미치는 영향 … 24
잠들기 전의 요가 루틴: 심박수 조절과 마음의 평온 … 27

4. 나의 요가 습관과 수면 분석
독자의 요가 습관 분석법과 개선 방향 … 28
내 수면 리듬 이해하기: 수면 상태 분석 방법 … 30

2부 꿀잠을 위한 몸의 이완 요가

1. 전신을 가볍게 풀어 주는 준비 동작

체온을 높여 편안한 수면 준비하기	38
기지개 펴기 자세(Extended Stretch Pose): 전신의 이완을 유도하는 스트레칭	39
고양이-소 자세: 척추의 유연성과 발열을 유도하는 요가 동작	40

2. 목과 어깨의 긴장 완화 요가

목을 뒤로 넘겨 앞쪽 목 스트레칭	41
하루의 무게를 내려놓는 어깨 이완법	44
고개 돌리기: 상체 이완을 통한 편안함 유도	47

3. 가슴과 등 근육 풀기

고양이-소 자세(Cat-Cow Pose)로 등과 척추 풀어 주기	49
흉곽을 확장해 깊은숨과 편안함을 유도하는 자세	49

4. 스트레스 완화와 혈액순환 촉진을 위한 자세

골반 교정과 독소 배출	53
허벅지대퇴사두근 이완과 햄스트링 이완	55

3부 꿀잠을 위한 마음 이완 요가와 수면 최적화

1. 긴장과 불안을 내려놓는 이완 동작

아기 자세로 내면의 안정 찾기   64
요가 무드라: 마음과 몸의 고요함, 심신 이완   64
침대와 맞닿는 촉감으로 안정감 느끼기   71
심호흡과 이완 연결하기: 숨에 따라 긴장을 내보내기   71

2. 심신의 온도 조절을 돕는 이완

기온과 몸의 온도를 적절히 낮춰 수면 준비   72
편안한 속삭임 명상: 마음을 고요하게   73

3. 골반과 허리의 깊은 이완 요가

골반저근, 고관절, 엉덩이 근육을 풀어 주는 자세들   76
허리의 긴장을 풀어 주는 장요근이완, 요방형근 스트레칭 자세들   84

4. 신경계 안정과 호르몬 조절을 돕는 동작

장요근 스트레칭을 통해 신경계 이완하기   87
편안한 상태로 세로토닌과 멜라토닌 분비 유도   87
흔들기 자세(Rocking Pose): 긴장 완화와 뇌의 진정 효과 유도   88

5. 잠을 잘 자는 사람들의 요가적 습관

잘 자는 사람들의 요가와 이완 습관 사례   89
수면 일지 작성법: 꿀잠요가의 효과 측정하기   91

4부 수면 전 꿀잠요가 시퀀스와 호흡법

1. 전신 이완 시퀀스: 냉온 조절 스트레칭

전신의 긴장을 부드럽게 풀어 주는 순차적 이완 동작	98
호흡과 함께 이완 효과 극대화하기	127
팔과 다리 가볍게 흔들기: 긴장 해소와 이완 상태로의 전환	127

2. 자율 신경계를 조절하는 호흡법

길고 느린 복식 호흡	128
프라카와 레차카: 들숨과 날숨의 에너지 정화	128

3. 수면에 최적한 이완 자세

사바아사나를 통해 깊은 이완	131
편안한 쿠션이나 베개를 활용한 편안한 릴렉스	131

4. 요가적 잠으로 들어가기

수면으로 자연스럽게 이어지는 사바아사나의 활용법	132
일어났을 때 상쾌함을 위한 1분 요가 자세	135
자기 전에 하는 긍정적 시각화 명상: 긍정적 이미지 상상하며 잠들기	146

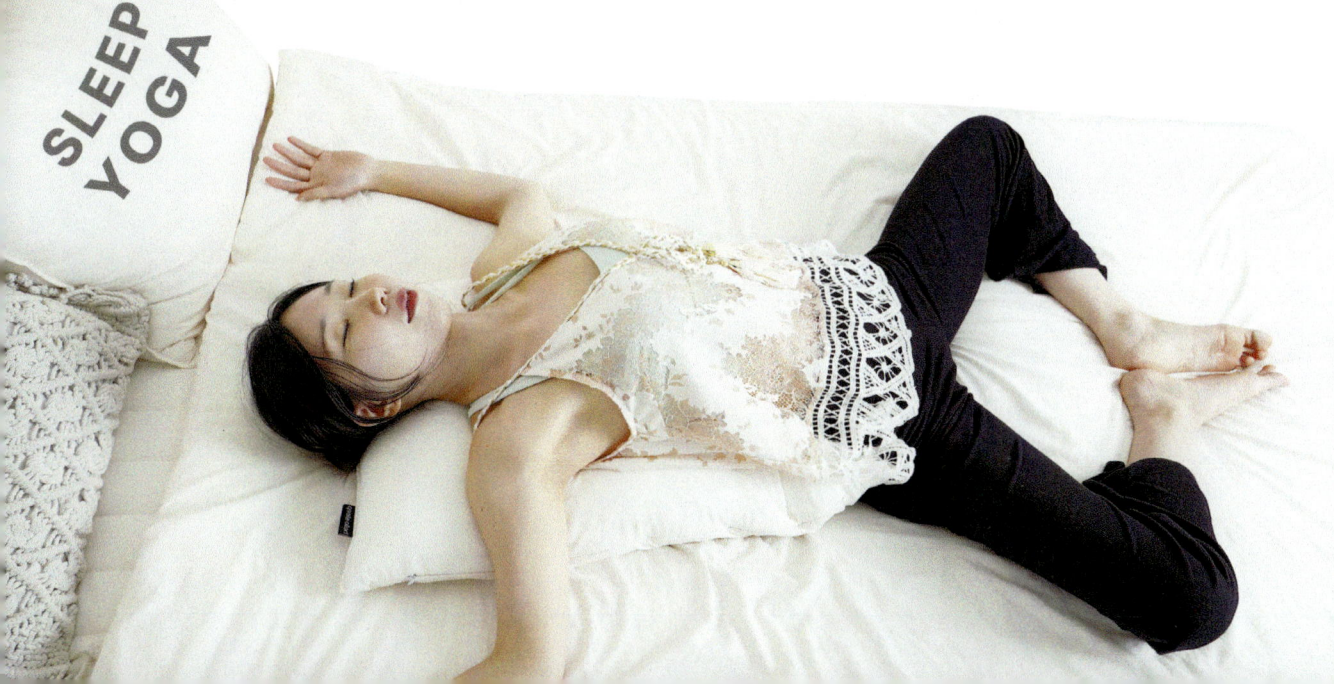

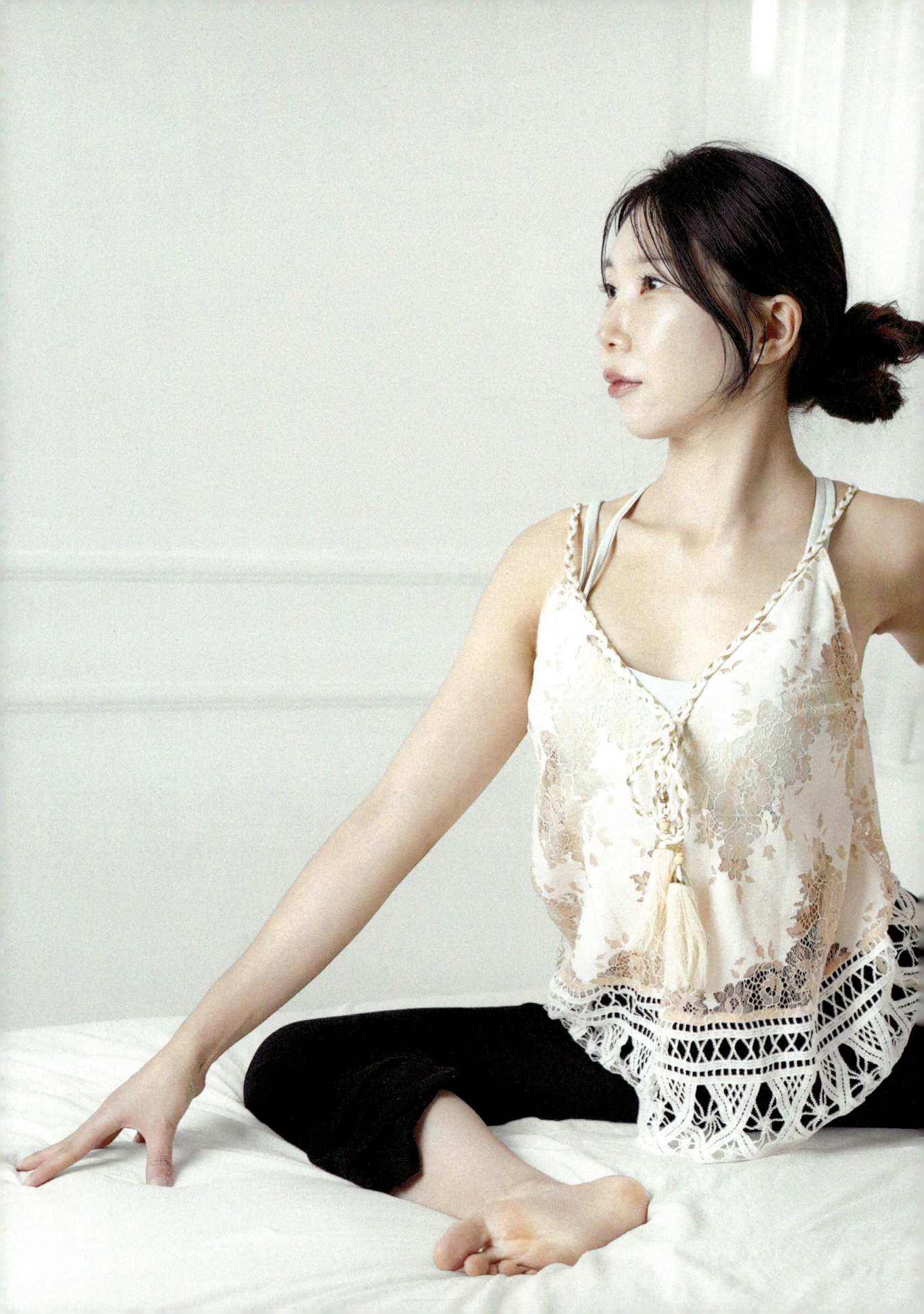

1부

꿀잠을 위한 요가와 수면의 과학적 이해

1. 꿀잠과 수면의 과학적 기초

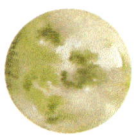

수면의 단계: 비REM 수면과 REM 수면

1. 비REM 수면

- **특징**: 비REM 수면은 1단계에서 3단계까지 세분화됩니다. 이 중 3단계는 **깊은 수면 단계**이며 몸의 에너지 회복과 세포 재생, 면역 기능 강화에 매우 중요한 역할을 합니다.

- **역할**: 성장 호르몬이 분비되어 신체적 회복이 활발하게 이루어지며, 피로 회복과 심장 건강 유지, 대사 기능 조절에 필수적입니다.

2. REM 수면

- **특징**: 비REM 수면 주기가 반복된 후, REM 수면으로 진입합니다. REM 수면 중에는 뇌가 매우 활발하게 활동하고 꿈을 꾸는 현상이 많이 일어납니다.

- **역할**: 기억 정리와 감정 처리, 뇌의 신경망 정비에 중요한 단계로, 정신적 건강과 인지기능 유지에 필수적입니다.

요가로 수면의 질을 높이는 방식: 수면과 회복의 연결 고리

1. 요가와 자율 신경계의 안정화

요가는 특히 **자율 신경계**를 조절하는 데 탁월한 효과가 있습니다. 자율 신경계는 교감 신경계와 부교감 신경계로 나뉘는데, 교감 신경계는 스트레스나 불안 상태에서 활성화되고, 부교감 신경계는 신체의 회복과 안정에 기여합니다. 요가는 호흡과 동작을 통해 부교감 신경계를 자극하여 신체와 마음을 이완 상태로 유도합니다. 이렇게 안정된 상태는 더 깊고 질 높은 수면을 가능하게 합니다.

2. 요가의 호흡법과 수면의 연결

요가의 호흡법, 특히 복식 호흡과 느린 호흡은 심박수를 낮추고 체내 산소 공급을 개선하여 긴장을 완화합니다. 이러한 호흡법은 체내 **코르티솔** 수치를 낮추어 스트레스를 줄이고 수면 준비 상태로 만들어 줍니다. 또한, 긴장된 근육을 이완시키는 동시에 깊은 수면에 들어가는 것을 돕습니다.

3. 근육 이완을 통한 몸의 회복

요가의 스트레칭 동작은 하루 동안 긴장된 근육과 관절을 부드럽게 풀어 줍니다. 근육의 긴장을 풀어 주는 요가 자세는 통증을 완화하고 혈액순환을 개선하여, 체내 독소와 노폐물을 더 효과적으로 배출할 수 있게 합니다. 신체가 회복 상태에 들어가면서 더 깊은 렘수면 단계로 진입할 수 있어, 몸과 뇌의 회복이 촉진됩니다.

4. 수면 유도 호르몬과 요가의 관계

요가는 세로토닌과 멜라토닌 같은 **수면 유도 호르몬**의 분비를 촉진하는 데 도움이 됩니다. 세로토닌은 낮 동안 행복감과 안정감을 높이는 데 기여하고, 멜라토닌은 밤에 수면을 유도합니다. 특히 요가의 특정 자세와 호흡법은 이러한 호르몬 분비를 조절해 줌으로써 수면 리듬을 맞추는 데 기여하고, 보다 규칙적인 수면 사이클을 유지하도록 돕습니다.

5. 심리적 이완과 수면의 질

요가는 신체적 이완뿐만 아니라 **심리적 안정**에도 큰 효과가 있습니다. 요가 명상은 마음속 불안을 해소하고, 잠들기 전에 생각을 고요하게 만드는 데 도움을 줍니다. 이는 수면으로 자연스럽게 이어질 수 있는 환경을 조성하여 수면의 질을 높이고, 깊은 수면에 들어가도록 돕습니다.

6. 요가와 수면이 회복으로 이어지는 연결 고리

요가를 통해 깊고 안정된 수면에 들어가면, 수면 중에 신체는 손상된 조직을 재생하고, 면역체계를 강화하는 등 회복 과정이 활성화됩니다. 렘수면 단계에서는 뇌의 기억을 정리하고 감정을 처리하는 기능이 활발히 작용하므로, 요가와 수면의 조합은 신체뿐만 아니라 정신적으로도 회복과 재충전을 촉진하는 중요한 연결 고리가 됩니다.

수면 부족이 신체와 정신에 미치는 영향

- **심혈관 질환**: 비REM 수면 중에는 혈압이 낮아지면서 심장이 쉬는 시간이 주어집니다. 반면 수면 부족이나 수면 장애가 지속될 경우, 고혈압, 심장병, 뇌졸중의 위험이 높아집니다.

- **당뇨**: 수면 부족은 인슐린 저항성을 증가시켜 당뇨의 위험을 높일 수 있습니다. 특히 깊은 비REM 수면이 부족할 경우 혈당 조절에 문제가 생길 수 있습니다.

- **비만**: 수면 부족 시 체내 식욕 조절 호르몬인 렙틴과 그렐린의 균형이 깨져 과식을 유도하고 비만으로 이어질 수 있습니다.

- **정신 건강**: REM 수면이 부족하면 스트레스와 불안, 우울증의 위험이 증가하며, 감정 조절과 스트레스 대응 능력이 약해집니다.

참고 서적 및 연구 출처

《Why We Sleep》 by Matthew Walker
  수면 연구의 권위자인 매튜 워커 박사의 저서로, 수면이 건강과 뇌 기능, 질병과 어떻게 연관되는지를 다룹니다. 특히 각 수면 단계의 역할과 수면이 만성질환에 미치는 영향을 심도 있게 설명합니다.

2.
몸과 마음의 긴장 이해하기

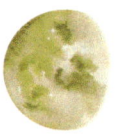

일상 속 긴장과 스트레스가 수면에 미치는 영향

1. 직장인의 만성 스트레스와 수면 장애

사례: 김 씨는 매일 과중한 업무로 인해 야근이 잦고, 직장 내 성과 압박으로 인해 긴장을 풀지 못합니다. 밤이 되면 업무 걱정으로 머리가 복잡해지고, 몸은 피곤하지만 쉽게 잠들지 못해 불면증을 겪습니다.

영향: 스트레스로 인해 **교감 신경계가 과활성화**되면서 심박수와 혈압이 높아지고, 몸이 긴장 상태에 놓이게 됩니다. 이러한 상태에서는 몸이 이완되지 않아 깊은 수면에 들기 어렵고, 잠이 들더라도 얕은 수면 상태에 머무르는 경우가 많습니다. 수면 중에 자주 깨어나거나 꿈을 많이 꾸는 경우도 이에 해당합니다. 결국 회복이 이루어지지 않아 피로가 누적되고, 이로 인해 업무 집중력과 효율이 떨어지는 악순환이 이어집니다.

2. 학생의 시험 스트레스와 수면 패턴의 변화

사례: 고등학생인 이 씨는 시험 기간이 다가오면서 시험 성적에 대한 부담감과 긴장으로 밤 늦게까지 공부합니다. 밤에 불안감으로 잠이 잘 오지 않아 결국 수면 시간이 줄어들고, 수면 패턴이 뒤죽박죽됩니다.

영향: 스트레스를 받으면 체내 **코르티솔**이 분비됩니다. 코르티솔은 우리 몸을 각성 상태로 만들어 집중력을 높이지만, 과도하게 분비될 경우 긴장을 해소하지 못하고 불안이 높아지며, 잠들기가 어려워집니다. 시험에 대한 압박감은 부교감 신경계의 작용을 억제하여 몸을 진정시키지 못하게 하고, 결국 수면 부족이 누적됩니다. 수면 패턴이 불규칙해지면서 학습 능력과 기억력에도 악영향을 미칩니다.

3. 신체적 긴장과 직업적 스트레스가 결합된 사례

사례: 배달 기사인 박 씨는 하루 종일 도로에서 긴장 상태로 운전을 하고, 빠르게 배달을 완료해야 하는 압박을 느끼고 있습니다. 배달이 끝나고 집에 돌아와도 몸이 긴장된 상태가 풀리지 않아 피곤한데도 잠이 오지 않습니다.

영향: 신체적 스트레스와 직업적 긴장이 동시에 작용할 경우 **근육의 긴장과 신경계의 피로**가 겹쳐 더욱 쉽게 이완되지 않습니다. 이러한 상태에서 바로 잠자리에 들면 신경계가 여전히 활성화되어 있어 깊은 수면으로 진입하지 못하고, 얕은 수면에서 자주 깨어나는 현상이 발생합니다. 이런 경우 깊은 수면을 통해 신체가 회복되지 못하므로 만성 피로와 근육통이 발생할 가능성이 높습니다.

4. 일상 속 만성 스트레스와 렘수면 방해

사례: 회사원인 정 씨는 일상 속에서 잔잔한 스트레스를 꾸준히 느끼며, 회의나 업무 마감 기한 때문에 마음이 편하지 않습니다. 그로 인해 밤에 렘수면 단계로 깊이 들어가지 못하고, 얕은 수면에 머물러 꿈을 많이 꾸는 상황이 반복됩니다.

영향: 만성 스트레스를 겪으면 수면 주기 중 **렘수면 단계**로 진입하기 어려워집니다. 렘수면은 뇌가 감정과 기억을 정리하는 중요한 시간인데, 스트레스로 인해 이 과정이 방해받게 되면 수면의 질이 저하됩니다. 이러한 얕은 수면 상태는 다음 날 피로감을 유발하며, 스트레스에 대한 저항력이 낮아져 스트레스를 더 크게 느끼게 되는 악순환으로 이어집니다.

이처럼 다양한 일상 속 긴장과 스트레스는 신체와 정신을 긴장시키고 수면의 질을 떨어뜨리며, 만성 피로나 집중력 저하, 신경과민 등의 문제로 이어질 수 있습니다. 요가와 같은 이완 기술을 통해 긴장을 풀어 주고 몸과 마음을 안정시키는 것이 이 악순환을 끊는 데 큰 도움이 됩니다.

긴장 완화와 수면 준비를 위한 요가적 접근

긴장 완화와 깊은 수면 준비의 요가적 접근은 신체와 마음의 이완을 통해 수면의 질을 높이고, 안정된 수면 주기로 들어갈 수 있도록 도와줍니다. 요가는 동적인 명상이라고 하며 몸을 움직이는 것을 넘어 호흡, 명상, 자세의 조화를 통해 신경계와 호르몬을 조절하며, 신체적·정신적 이완을 깊이 유도하는 방식을 제공합니다. 이 접근법을 더 깊이 살펴보겠습니다.

1. 자율 신경계의 조절을 통한 이완 유도

요가는 주로 부교감 신경계를 활성화시켜 긴장을 완화하고 마음을 진정시키는 효과가 있습니다. 일상생활의 스트레스와 불안은 교감 신경계를 과도하게 활성화하여 신체를 긴장 상태에 두고, 이것이 수면 방해로 이어집니다. 요가의 다양한 호흡법과 동작은 부교감 신경계를 자극하여 긴장된 몸과 마음을 진정시켜 깊은 수면에 들어갈 준비를 돕습니다.

- **복식 호흡**: 복식 호흡은 천천히 깊게 숨을 들이마시고 내쉬며 신체의 산소 흐름을 원활하게 하고, 심박수를 낮춥니다. 이 과정에서 부교감 신경계가 자극되어 스트레스 반응이 줄어들고 마음이 평온해져 수면 준비 상태로 전환됩니다. 실제 요가원을 다니고 있는 회원님들은 복식 호흡을 통해 깊은 수면 효과를 보았고 집중력이 좋아져 업무 능력이 향상된다고 이야기합니다.

- **나디 쇼다나(교차 호흡법)**: 나디 쇼다나는 호흡의 균형을 맞추고 에너지의 흐름을 조절하는 호흡법으로, 불안과 초조감을 줄이며 마음을 고요하게 만드는 데 효과적입니다. 저자는 평소 요가 강연 전에 떨리는 마음을 교차 호흡법을 통해 이완하기 위해서 나디 쇼다나를 합니다.

2. 호르몬 균형을 조절하는 요가 동작

요가는 수면 호르몬인 멜라토닌과 행복 호르몬인 세로토닌 분비를 조절하여 수면과 이완에 도움을 줍니다. 멜라토닌은 수면을 유도하고 세로토닌은 편안함과 안정감을 높여 수면으로 이어지기 좋은 상태를 만듭니다. 요가의 특정 자세와 동작은 특히 멜라토닌 분비를 촉진하는 데 도움이 됩니다.

- **아기 자세(Child's Pose)**: 아기 자세는 척추를 이완시키고 고관절을 부드럽게 풀어 주며, 뇌를 진정시켜 스트레스 호르몬인 코르티솔 수치를 낮춰 줍니다. 이 자세를 통해 몸이 스스로 편안해지면서 멜라토닌 분비가 촉진되어 깊은 수면을 유도할 수 있습니다.

- **다리 위로 올리기 자세(Legs Up the Wall Pose)**: 이 자세는 다리를 위로 올려 혈액순환을 촉진하고 하체의 피로를 풀어 주며, 몸의 온도를 적절히 낮추어 수면 준비 상태를 만듭니다. 또한 긴장된 심신을 부드럽게 안정시켜 수면 유도 호르몬의 균형을 맞추는 데 도움을 줍니다.

3. 근육의 이완과 심신의 통합

요가의 스트레칭과 자세는 몸의 긴장을 부드럽게 풀어 주고, 근육과 관절의 이완을 돕습니다. 긴장된 근육이 이완되면, 몸은 더 깊고 안정된 수면 상태로 진입하기 쉬워집니다.

- **고양이-소 자세(Cat-Cow Pose)**: 고양이-소 자세는 척추를 부드럽게 움직이며 등과 목의 긴장을 풀어 주는 데 효과적입니다. 척추를 유연하게 움직이며 몸의 긴장과 피로를 해소해 심신이 편안한 상태로 전환됩니다.

- **비둘기 자세(Pigeon Pose)**: 고관절과 하체 근육을 깊이 이완시키는 자세로, 요가 수련에서 감정과 깊은 긴장이 쌓인 부위를 풀어 줍니다. 이완된 하체는 몸 전체에 편안함을 전달하고, 깊은 수면으로 들어가는 몸의 준비 상태를 돕습니다.

4. 심리적 이완과 명상을 통한 수면 준비

요가 명상은 정신을 진정시키고, 스트레스와 불안을 해소하며, 집중을 내면으로 돌려 줍니다. 수면을 방해하는 잡념을 줄이고, 깊은 평온 상태로 들어가게 해 주는 명상은 수면 준비에 매우 유익합니다.

- **의도 설정 명상**: 긍정적인 의도를 설정하는 명상은 잠들기 전 하루를 돌아보며 감사와 평온한 마음을 되새기고, 신체와 마음의 긴장을 자연스럽게 내려놓을 수 있도록 합니다. 이 과정에서 뇌는 긴장과 스트레스가 아닌, 안정된 감정을 느끼며 수면 준비 상태로 전환됩니다.

- **감각 이완 명상**: 몸의 감각을 하나씩 이완하는 명상으로, 발끝부터 머리까지 전신의 긴장을 내려놓으며, 몸이 수면에 가까운 상태로 편안해집니다. 이 명상은 수면으로 자연스럽게 이어질 수 있는 이상적인 상태를 만듭니다.

5. 요가적 이완을 통한 수면 환경 최적화

요가는 외부 환경의 자극에 민감하게 반응하는 몸을 보호하기 위해 수면 환경을 최적화하는 데에도 도움이 됩니다. 낮은 조명과 조용한 공간에서 요가를 수련하는 것은 곧바로 수면 환경으로 이어져, 깊은 수면을 준비하는 데 이상적인 조건을 제공합니다.

- **몸의 온도 조절**: 요가 자세와 호흡법을 통해 몸의 온도를 낮추거나 안정된 상태로 유지하여, 수면에 적합한 체온을 유지합니다. 몸이 온화하고 편안한 상태로 준비되면 잠들기 쉽게 변합니다.

요가적 접근을 통해 몸과 마음이 깊이 이완된 상태로 전환되면, 자연스럽게 깊고 안정된 수면으로 들어가게 됩니다. 이러한 과정은 몸의 회복과 뇌의 재충전을 돕는 건강한 수면 패턴을 유지하는 데 매우 효과적입니다.

수면을 방해하는 요인 분석: 요가로 해결

1. 과도한 스트레스와 긴장

수면 방해 요소:

현대인들은 일과 관련된 압박, 대인 관계 스트레스, 경제적 불안 등 다양한 원인으로 인해 과도한 스트레스를 겪고 있습니다. 이러한 스트레스는 교감 신경계를 활성화하여 심박수와 혈압을 높이고, 몸을 긴장 상태로 유지시킵니다. 결과적으로 밤에도 신경이 과활성화되어 수면에 들어가거나 깊은 수면으로 유지하는 것이 어려워집니다.

요가로 해결하는 방법:

요가는 특히 부교감 신경계를 자극하여 신체와 마음을 진정시키는 데 효과적입니다. 요가의 **복식 호흡법**이나 **교차 호흡법(나디 쇼다나)**은 심박수를 낮추고 몸의 긴장을 완화하는 데 도움을 줍니다. 또한, **아기 자세**나 **비둘기 자세**와 같은 이완 동작은 긴장된 근육을 부드럽게 풀어 줍니다. 이러한 요가 동작과 호흡법을 통해 몸과 마음이 안정되면서 스트레스 호르몬인 코르티솔이 감소하고, 수면에 적합한 상태로 변하게 됩니다.

2. 디지털 기기 사용

수면 방해 요소:

컴퓨터, 스마트폰, TV와 같은 디지털 기기에서 나오는 **블루라이트**는 수면을 유도하는 멜라토닌의 분비를 억제하여 생체 리듬을 교란합니다.

특히 잠들기 직전에 스마트폰이나 태블릿을 사용하면 뇌가 깨어 있는 상태로 유지되며, 이는 수면의 질을 떨어뜨리고 쉽게 잠들지 못하는 원인이 됩니다.

요가로 해결하는 방법:

디지털 기기 사용을 줄이기 위해서는 자기 전 요가 루틴을 추가하는 것이 효과적입니다. **아기 자세**와 **고양이-소 자세(Cat-Cow Pose)**로 시작해 몸을 이완시키고, **벽에 다리 올리기 자세(Legs Up the Wall Pose)**로 다리를 올려 순환을 촉진하며 혈압을 낮추는 것이 좋습니다. 이와 함께 **간단한 명상**을 추가하여 디지털 자극으로부터 뇌를 해방시키고 마음을 고요하게 만들어, 수면을 유도하는 상태로 뇌를 전환할 수 있습니다. 이러한 요가 루틴은 디지털 기기의 사용을 자연스럽게 줄이는 효과도 있습니다.

3. 불규칙한 생활 패턴

수면 방해 요소:

야근, 잦은 외출, 불규칙한 식사 시간 등으로 인해 현대인의 수면 시간이 일정하지 않은 경우가 많습니다. 생체 시계는 규칙적인 수면 시간을 유지할 때 안정되는데, 수면 패턴이 불규칙해지면 신체는 혼란을 겪고, 수면에 들어가기가 더욱 어려워집니다.

요가로 해결하는 방법:

요가는 신체의 생체 리듬을 일정하게 유지하도록 돕습니다. 규칙적인 시간에 요가를 수련하면 몸이 자연스럽게 휴식 모드로 전환되며, 수면 시간과 패턴을 일정하게 유지하는 데 도움이 됩니다. 특히 **저녁에 하는 요가 루틴**을 통해 매일 같은 시간에 몸과 마음을 이완시키면, 수면이 필요한 시간에 자연스럽게 피로감을 느끼고 잠에 들 수 있습니다. 이로써 생체 리듬이 안정되고, 규칙적인 수면 패턴을 유지할 수 있습니다.

4. 건강하지 않은 생활 습관(카페인, 알코올, 늦은 시간 식사)

수면 방해 요소:

카페인이나 알코올 섭취는 잠들기 어렵게 하며, 늦은 시간 식사는 소화를 방해해 깊은 수면을 방해합니다. 특히 오후 늦은 카페인 섭취는 교감 신경계를 활성화해 각성 효과를 내며, 알코올은 렘수면을 방해하여 수면의 질을 떨어뜨립니다.

요가로 해결하는 방법:

    요가의 이완 동작과 호흡법은 신체를 진정시키고 소화 기관을 도와줄 수 있습니다. 나비 자세와 비둘기 자세는 고관절을 열어 하복부의 순환을 도와주며 복부와 소화 기관에 부드러운 자극을 주어 소화를 촉진하고, 이완 상태로 몸을 전환시킵니다. 또한, **명상과 복식 호흡**을 통해 교감 신경계가 활성화된 상태를 억제하고, 몸을 깊은 수면 상태로 유도할 수 있습니다. 늦은 야근과 많은 업무로 인해 야식을 먹거나 하루 여러 잔의 커피 섭취로 인한 불편함을 요가를 통해 수면에 더 쉽게 진입할 수 있도록 돕습니다.

5. 정신적 불안과 과도한 생각

수면 방해 요소:

    현대인은 수면 시간에 과거의 일이나 일어나지 않은 미래의 걱정, 해결되지 않은 일 등 다양한 생각으로 인해 불안감을 느끼며 잠들지 못하는 경우가 많습니다. 이는 뇌가 과도하게 활성화되는 상태로 이어져 수면에 들어가기 어려워지며, 자주 깨는 원인이 됩니다.

요가로 해결하는 방법:

    요가의 **감각 이완 명상**은 발끝에서부터 머리까지 신체 각 부위를 하나씩 이완시키는 명상법으로, 불안한 생각을 내려놓고 현재의 감각에 집중할 수 있게 합니다. 또한, **의도 설정 명상**을 통해 긍정적인 생각과 감정을 강화하여 정신적 불안을 해소할 수 있습니다. 이러한 명상과 요가 동작을 통해 뇌가 차분한 상태로 전환되며, 수면으로 자연스럽게 이어지는 평온한 상태를 만들 수 있습니다.

    이러한 요가적 접근을 통해 현대인의 수면을 방해하는 요소들을 해결할 수 있으며, 몸과 마음의 균형을 유지하면서 깊고 안정된 수면으로 유도할 수 있습니다. 각 요소에 맞는 요가와 명상을 실천하면 수면의 질을 근본적으로 개선할 수 있습니다.

    일어나지 않은 일에 대한 부정적인 생각을 마음 한곳에 집중시키고 이완하는 심리적인 훈련과 명상으로 개선하며 자기 인식을 통해 자신을 이해하는 긍정적인 효과를 가져다줍니다.

3. 꿀잠을 돕는 요가와 수면 리듬의 관계

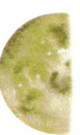

요가가 멜라토닌 분비와 수면 리듬에 미치는 영향

요가는 멜라토닌 분비와 수면 리듬에 긍정적인 영향을 미쳐, 수면의 질을 향상시키고 안정된 생체 리듬을 유지하는 데 도움을 줍니다. 멜라토닌은 수면을 유도하는 호르몬으로, 밤이 되면 분비가 증가하여 신체와 뇌에 수면 신호를 전달합니다. 요가는 신체적 이완과 정신적 평온을 제공함으로써 멜라토닌의 자연 분비와 수면 리듬을 조절하는 데 도움을 줍니다. 이를 자세히 설명하겠습니다.

1. 요가와 멜라토닌 분비의 관계

멜라토닌은 송과선(뇌의 중심부에 위치한 솔방울샘)에서 분비되는 호르몬으로, 특히 어두운 환경에서 더 많이 생성됩니다. 요가는 멜라토닌 분비를 자연스럽게 촉진하여 신체가 야간에 충분한 멜라토닌을 분비하도록 돕습니다.

- **이완과 멜라토닌 분비**: 요가의 이완 동작과 호흡법은 부교감 신경계를 자극하여 스트레스와 긴장을 완화합니다. 스트레스가 감소하면 스트레스 호르몬인 코르티솔의 수치가 낮아지면서, 멜라토닌 분비가 원활해질 수 있는 환경이 조성됩니다. 이로 인해 요가는 멜라토닌 분비가 시작되는 것을 도와주고, 자연스럽게 신체가 수면 모드로 전환되도록 돕습니다.

- **빛과 멜라토닌**: 요가는 주로 아침과 저녁에 수련하는데, 아침에는 햇빛을 받으며 요가를 수행하고 저녁에는 낮은 조명에서 이완 동작을 수행하는 것이 권장됩니다. 아침에 빛을 많이 받으면 생체 시계가 리셋되면서 멜라토닌 분비가 억제되고, 저녁에 어두운 환경에서 요가를 수행하면 멜라토닌 분비가 촉진됩니다. 따라서, 요가 수련은 낮과 밤의 빛과 어둠에 맞춰 멜라토닌의 자연스러운 리듬을 유지하도록 돕습니다.

2. 요가와 수면 리듬의 조절

수면 리듬, 즉 생체 시계는 멜라토닌과 같은 호르몬뿐만 아니라 신체적, 정신적 상태에 의해 크게 영향을 받습니다. 요가는 수면 리듬을 안정화하여 규칙적인 수면 패턴을 유지하도록 돕습니다.

- **저녁 요가와 수면 리듬 안정화**: 요가의 저녁 루틴은 신체를 이완시키고 수면을 준비하는 역할을 합니다. 예를 들어, 모관 운동, **나비 자세등 여러 가지 요가 동작들은** 몸과 마음을 편안하게 만들어 멜라토닌이 분비되기 좋은 상태로 신체를 전환시킵니다. 이러한 이완 요가 루틴을 매일 같은 시간에 수행하면, 신체는 수면 시간에 맞춰 안정적인 생체 리듬을 유지할 수 있습니다.

- **규칙적인 요가 습관과 생체 시계**: 아침이나 저녁에 규칙적으로 요가를 수행하면 몸은 그 시간에 맞춰 일정한 리듬을 형성하게 됩니다. 규칙적인 요가 습관은 멜라토닌이 분비되는 패턴을 고정시키고, 생체 시계를 조율하여 매일 비슷한 시간에 졸음과 피로감을 느낄 수 있도록 도와줍니다. 이는 불규칙한 수면을 예방하고, 자연스럽게 잠들 수 있는 환경을 제공합니다.

3. 요가가 신경계에 미치는 영향

요가는 신경계를 안정시키고 긴장을 풀어 주어 멜라토닌이 충분히 분비될 수 있는 환경을 조성합니다. 특히 스트레스를 해소하고 부교감 신경계를 자극하는 요가는 신체가 수면 준비 상태로 자연스럽게 들어가도록 돕습니다.

- **교차 호흡법(나디 쇼다나)**: 교차 호흡법은 신경계를 안정화시키고 마음을 차분하게 만들어 주며, 교감 신경과 부교감 신경의 균형을 맞춰 주는 역할을 합니다. 이는 뇌가 긴장으로부터 벗어나게 하고 멜라토닌 분비를 촉진하여 자연스럽게 수면에 들 수 있는 상태로 전환하도록 돕습니다.

- **명상과 이완**: 요가의 명상과 감각 이완은 생각을 멈추고 수면 모드로 뇌를 전환시키는 데 매우 효과적입니다. 이는 멜라토닌 분비가 시작되는 신호로 작용하여 신체와 정신이 수면 준비 상태로 들어가게 돕습니다.

4. 요가의 심리적 이완과 수면의 질 향상

불안과 스트레스는 멜라토닌 분비를 억제하고 수면의 질을 낮추는 주요 원인입니다. 요가는 신체뿐만 아니라 마음을 안정시키고, 불안감을 해소하여 멜라토닌 분비에 도움이 됩니다.

- **감사 명상과 긍정적 의도 설정**: 감사 명상이나 긍정적 의도 설정을 통해 마음을 평온하게 만들고, 불안을 줄이는 것이 멜라토닌 분비와 수면 리듬에 긍정적인 영향을 미칩니다. 불안이 줄어들면 뇌는 편안한 상태로 전환되며, 멜라토닌이 자연스럽게 분비됩니다.

- **몸과 마음의 연결**: 요가는 신체적 움직임과 호흡을 통해 정신적 긴장을 완화하며, 신체와 마음의 조화로운 연결을 형성합니다. 이는 수면 리듬에 맞춰 몸을 준비시키고 멜라토닌이 분비되기 좋은 환경을 조성하여, 안정적인 수면을 가능하게 합니다.

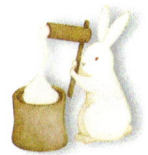

잠들기 전의 요가 루틴: 심박수 조절과 마음의 평온

① 베개를 가슴 아래에 둡니다.
② 무릎 사이에 베개가 들어가게 한 뒤 뺨이나 이마가 베개 위에 닿도록 안습니다.
③ 숨을 길게 내쉽니다.

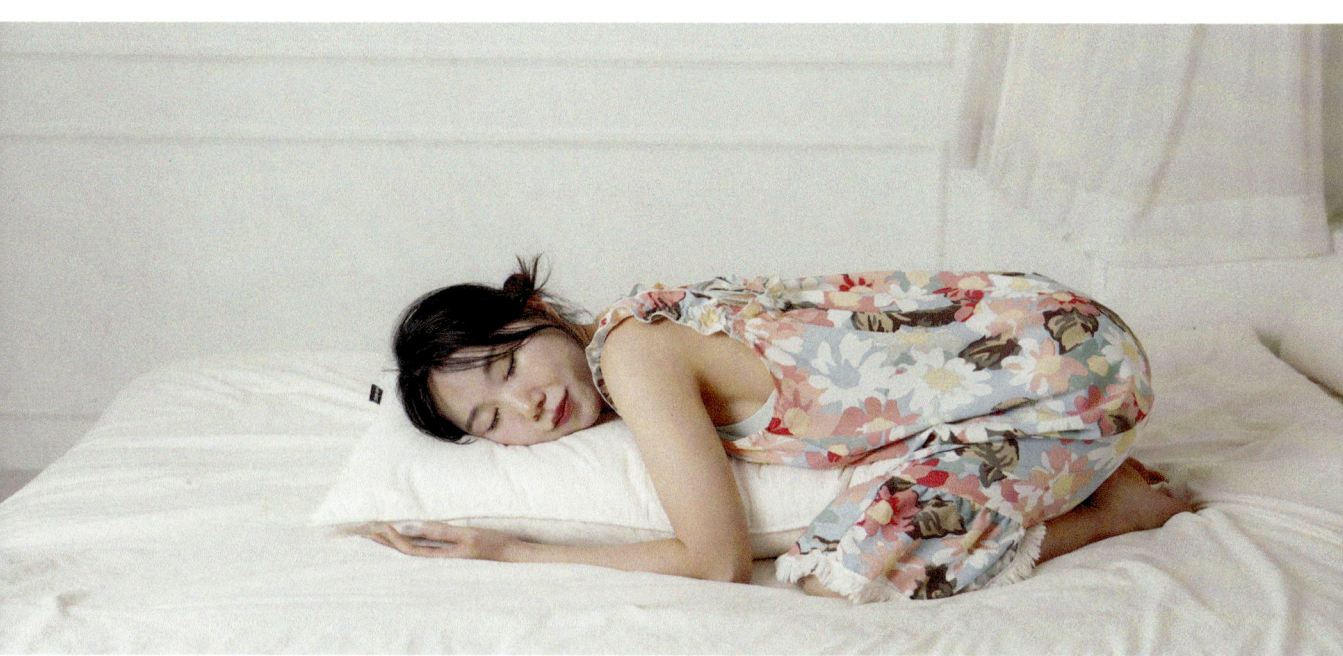

몸이 점점 나른해지고 심박수가 조금씩 느려집니다.

4. 나의 요가 습관과 수면 분석

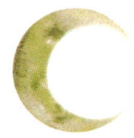

독자의 요가 습관 분석법과 개선 방향

1. 독자의 요가 습관 분석하기

요가 습관을 분석하기 위해서는 독자가 현재 어떻게 요가를 실천하고 있는지, 그리고 수면에 어떤 영향을 미치고 있는지를 파악하는 것이 필요합니다. 이를 위해 다음과 같은 질문을 통해 독자가 자신의 요가 습관을 스스로 분석할 수 있도록 안내합니다.

- **수련 시간과 빈도**: 요가를 주로 하는 시간대와 주간 빈도는 무엇인가요? 요가 수련을 주로 아침에 하는지, 저녁에 하는지, 그리고 일주일에 몇 번 실천하는지를 기록해 보세요.

- **요가의 목적과 목표**: 요가를 시작한 이유와 현재의 목표가 무엇인가요? 처음에는 신체적 유연성을 위해 시작했을지라도, 현재는 수면의 질을 높이기 위해 실천하는지 확인해 보세요.

- **현재 수련하는 요가 스타일과 동작**: 독자가 현재 수행하는 요가 스타일이 무엇인지, 그리고 주로 어떤 동작을 포함하고 있는지 기록하도록 합니다. 예를 들어 빈야사 요가, 아쉬탕가 요가처럼 역동적인 요가를 많이 한다면, 수면을 위해서는 좀 더 이완에 중점을 둔 동작으로 조정할 필요가 있을 수 있습니다.

- **수면과의 관계**: 요가 수련이 수면에 미치는 영향을 기록합니다. 요가를 실천한 날과 그렇지 않은 날의 수면 질을 비교해 보고, 요가 후 수면 패턴에 변화가 있는지 살펴보세요. 요가를 한 날에는 더 깊이 잠들었는지, 중간에 깨지 않고 숙면을 유지했는지를 일지로 기록해 보면 도움이 됩니다.

2. 개선 방향 제시

분석 결과를 토대로 독자가 요가 습관을 어떻게 개선할 수 있는지 구체적인 방향을 제시해 줍니다. 특히 수면의 질을 높이는 데 중점을 둔 요가 습관으로 개선할 수 있도록 다음과 같은 조언을 제공합니다.

- **저녁 요가 루틴 추가**: 수면의 질을 높이기 위해 저녁 시간대에 이완 중심의 요가 루틴을 추가하도록 합니다. **나비 자세(Butterfly Pose)**, **아기 자세(Child's Pose)**, **다리 위로 올리기 자세(Legs Up the Wall Pose)**와 같은 동작을 포함하여, 저녁에 심신을 부드럽게 이완시킬 수 있도록 유도합니다. 이완 요가는 멜라토닌 분비를 촉진하고 수면 리듬을 안정시키는 데 도움이 됩니다.

- **짧고 집중된 명상과 호흡법 도입**: 깊은 수면을 위해 **복식 호흡**이나 **교차 호흡법(나디 쇼다나)**을 추가로 실천할 수 있도록 제안합니다. 특히 잠들기 전 짧은 명상과 호흡법을 실천함으로써 스트레스를 줄이고 마음을 고요하게 만들어, 자연스럽게 수면 모드로 전환할 수 있습니다.

- **수면에 적합한 동작 선택**: 독자의 기존 요가 스타일에 따라 수면에 적합한 동작을 추천합니다. 예를 들어 빈야사 요가처럼 역동적인 스타일은 아침이나 낮 시간에 더 적합할 수 있습니다. 수면을 위해서는 심박수를 높이는 동작보다는, **비둘기 자세(Pigeon Pose)**, **고양이-소 자세(Cat-Cow Pose)** 같은 천천히 이완할 수 있는 동작으로 교체하는 것을 권장합니다.

- **일관된 수련 시간 유지**: 신체의 생체 리듬을 조절하고 안정적인 수면 패턴을 유지하기 위해 매일 비슷한 시간대에 요가를 실천하도록 권장합니다. 아침에 요가를 할 경우에도 저녁에 10~15분 정도의 이완 요가를 추가해, 수면과 연결된 일정한 리듬을 형성하도록 안내합니다.

- **수면과 요가 효과 일지 작성**: 요가 수련과 수면의 질을 기록하는 일지를 작성하여, 요가가 수면에 미치는 긍정적 변화를 확인하도록 격려합니다. 요가를 실천한 날과 실천하지 않은 날의 수면 패턴을 비교해 보면, 요가가 수면에 미치는 영향을 파악할 수 있고, 자연스럽게 요가 실천을 유지하는 데 동기부여가 됩니다.

3. 수면 개선을 위한 실천적 팁 제공

독자가 요가 습관을 지속적으로 유지하면서 수면의 질을 점차 개선할 수 있도록 실천적인 팁을 제공하여 수면의 질을 높이도록 돕습니다.

- **온도와 조명 조절**: 요가를 할 때 편안한 조명을 유지하고, 자기 전에는 조도를 낮춰 멜라토닌 분비가 촉진될 수 있도록 환경을 조성하는 것이 좋습니다.

- **감사 명상 추가**: 잠들기 전에 짧은 감사 명상을 추가하여 하루를 마무리하면서 마음을 평온하게 유지하는 것이 수면에 도움이 됩니다.

- **간단한 스트레칭과 마사지로 마무리**: 요가 수련 후 간단한 스트레칭이나 발끝을 눌러 주는 자가 마사지를 통해 긴장을 완전히 풀고, 숙면에 들어갈 수 있도록 돕습니다.

내 수면 리듬 이해하기: 수면 상태 분석 방법

1. 수면 리듬의 이해: 기초 개념

수면 리듬(생체 리듬)은 신체의 자연스러운 수면-각성 주기를 말합니다. 이 리듬은 주로 24시간을 기준으로 형성되며, **서카디안 리듬**이라고도 불립니다. 멜라토닌과 같은 수면 유도 호르몬이 일정한 시간에 분비되고, 그에 따라 신체가 수면 준비 상태로 들어갑니다. 따라서 규칙적인 수면 습관은 수면 리듬을 안정적으로 유지하는 데 매우 중요합니다.

2. 수면 상태의 단계 이해하기

수면은 크게 **렘수면(REM Sleep)**과 **비렘수면(Non-REM Sleep)**으로 나뉘며, 비렘수면은 다시 1단계부터 3단계로 나눌 수 있습니다.

- **비렘수면**: 수면 초기에 주로 나타나며, 신체의 회복이 이루어집니다. 특히 3단계(서파 수면)가 깊은 수면에 해당하며, 신체의 재생과 면역력 강화가 이 단계에서 이루어집니다.

- **렘수면**: 꿈을 꾸는 단계로, 뇌의 활동이 활발해지며 기억 정리와 감정 처리 등 정신적 회복이 이루어집니다.

수면 리듬을 이해하고, 이러한 수면 단계를 골고루 유지하는 것이 질 높은 수면을 위해 필요합니다.

3. 수면 리듬과 상태 분석 방법

수면 리듬과 상태를 분석하는 다양한 방법을 활용하여 독자가 자신에게 맞는 수면 패턴을 이해하고 개선할 수 있도록 안내합니다.

(1) 수면 일지 작성하기

가장 간단한 방법으로, 매일 아침 일어나서 전날 밤의 수면 상태를 기록하는 것입니다. 수면 일지에 포함할 수 있는 항목은 다음과 같습니다.

- 잠든 시간과 일어난 시간
- 중간에 깬 횟수 및 이유
- 수면 후 느끼는 피로감(예: "개운함", "피곤함")
- 꿈을 꾸었는지 여부와 꿈의 내용 간단히 기록(렘수면 유추 가능)

이렇게 일지를 작성하면 자신의 수면 패턴을 파악하고, 수면 리듬에 어떤 영향을 미치는지 이해할 수 있습니다.

(2) 수면 상태 측정 기기 활용하기

스마트워치나 수면 트래커와 같은 기기를 통해 수면 상태를 더욱 정밀하게 분석할 수 있습니다. 이러한 기기들은 심박수, 호흡 패턴, 움직임 등을 분석하여 비렘수면과 렘수면의 비율을 추정해 줍니다.

- **렘수면 및 깊은 수면 비율 확인**: 수면의 질을 분석할 때 렘수면과 깊은 수면의 비율을 확인하면 수면의 깊이를 파악할 수 있습니다. 예를 들어, 깊은 수면이 부족하다면 몸의 피로가 회복되지 않아 아침에 피로감을 느낄 수 있습니다.

- **심박수와 스트레스 지표**: 기기에서 제공하는 심박수, 호흡수 등의 데이터는 스트레스 수준을 간접적으로 파악할 수 있습니다. 심박수가 높으면 수면이 방해되었을 가능성이 있으므로, 이를 통해 수면 개선 방향을 찾을 수 있습니다.

(3) 아침과 밤의 체온 및 조명 조절 실험

체온과 조도(빛의 밝기)는 수면 리듬에 중요한 영향을 미칩니다. 다음의 실험을 통해 개인의 수면 리듬에 맞는 최적의 환경을 찾을 수 있습니다.

- **체온 관리**: 잠들기 전 따뜻한 목욕을 하여 체온을 높이고, 방을 서늘하게 유지하는 방법으로 수면 유도 호르몬인 멜라토닌의 분비를 돕습니다.

- **조명 조절**: 잠들기 1~2시간 전부터 조도를 낮추고, 아침에 햇빛을 충분히 받는 루틴을 통해 생체 시계를 조절할 수 있습니다. 이를 일주일 정도 반복하여 수면 패턴의 변화를 기록해 보면, 자신의 수면 리듬에 맞는 최적의 조도와 체온 조건을 파악할 수 있습니다.

(4) 요가 및 호흡법과의 연관성 실험

잠들기 전 **요가 동작**이나 **호흡법**을 실천한 날과 실천하지 않은 날의 수면 질을 비교하여, 요가가 수면에 미치는 영향을 스스로 분석하도록 안내합니다.

- **요가와 수면의 변화 기록**: 예를 들어, 비둘기 자세(Pigeon Pose)나 아기 자세(Child's Pose)를 실천했을 때의 수면 패턴을 기록하여, 요가가 몸과 마음의 이완에 얼마나 도움이 되었는지 확인할 수 있습니다.

- **호흡법의 효과 확인**: 복식 호흡을 통해 심박수를 낮춘 뒤 잠들었을 때와 그렇지 않은 날을 비교하여 심박수와 수면 깊이의 관계를 파악할 수 있습니다. 이를 통해 독자는 요가와 호흡법이 자신의 수면 리듬에 미치는 영향을 직접 느낄 수 있습니다.

4. 개선 방향 설정

수면 리듬과 상태를 분석한 결과를 토대로 수면 습관을 개선하는 구체적인 방향을 설정하는 것이 중요합니다.

- **수면 시간 일정화**: 일지나 기기에서 나타난 최적의 수면 시간에 따라, 매일 같은 시간에 잠들고 일어나는 습관을 들입니다. 수면 시간을 일정하게 유지하는 것은 생체 시계를 안정화하는 데 필수적입니다.

- **이완 루틴 추가**: 수면이 불규칙하거나 깊은 수면이 부족한 경우, 저녁 루틴에 요가나 명상과 같은 이완 루틴을 추가하여 수면을 준비하는 시간이 필요합니다. 이는 수면의 질을 높이고 수면 리듬을 유지하는 데 도움이 됩니다.

- **환경 최적화**: 실험을 통해 파악한 최적의 체온과 조명 상태를 유지하여, 수면 환경을 수면 리듬에 맞게 조성합니다. 이러한 환경 변화는 자연스럽게 수면에 들 수 있도록 신호를 줍니다.

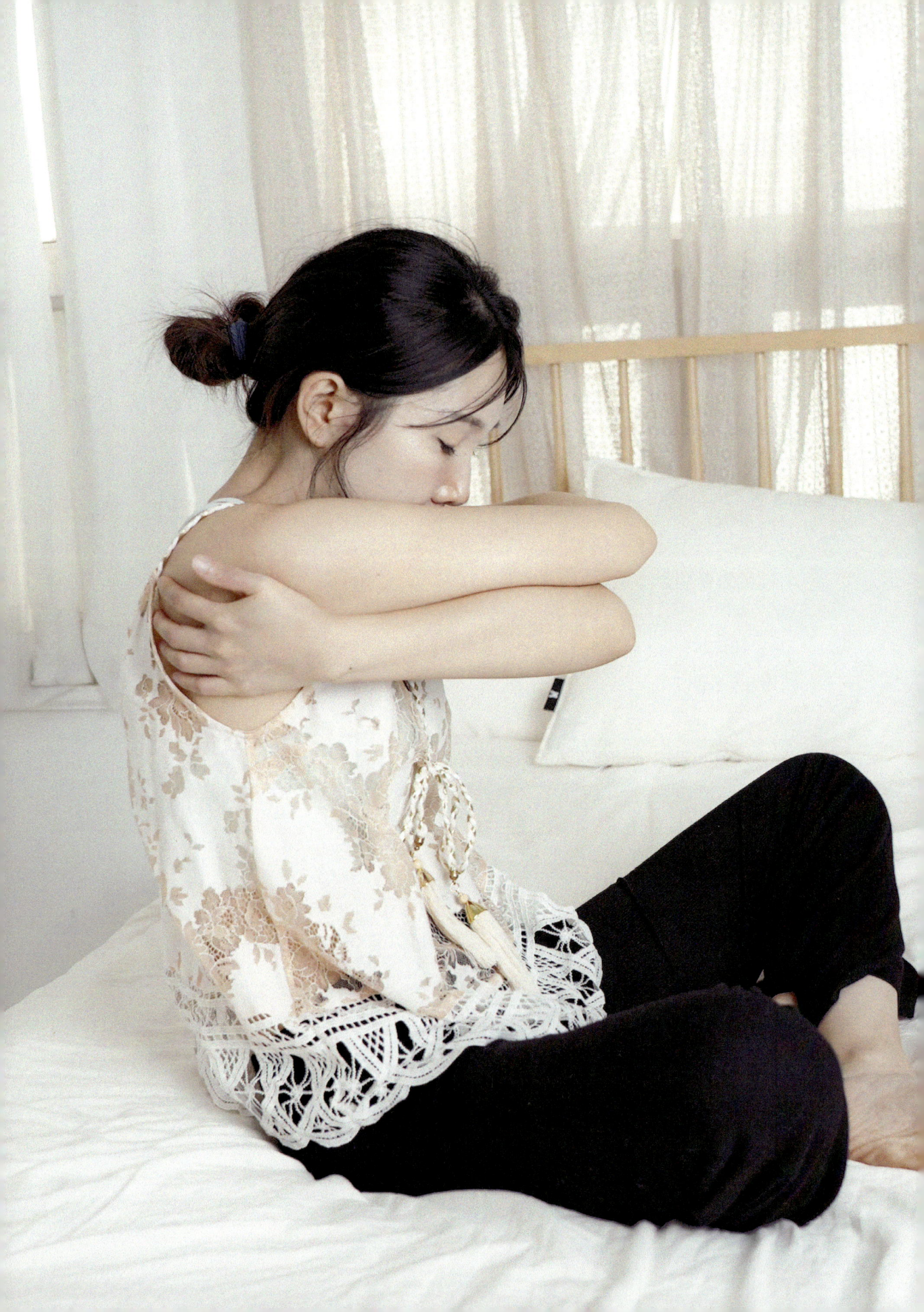

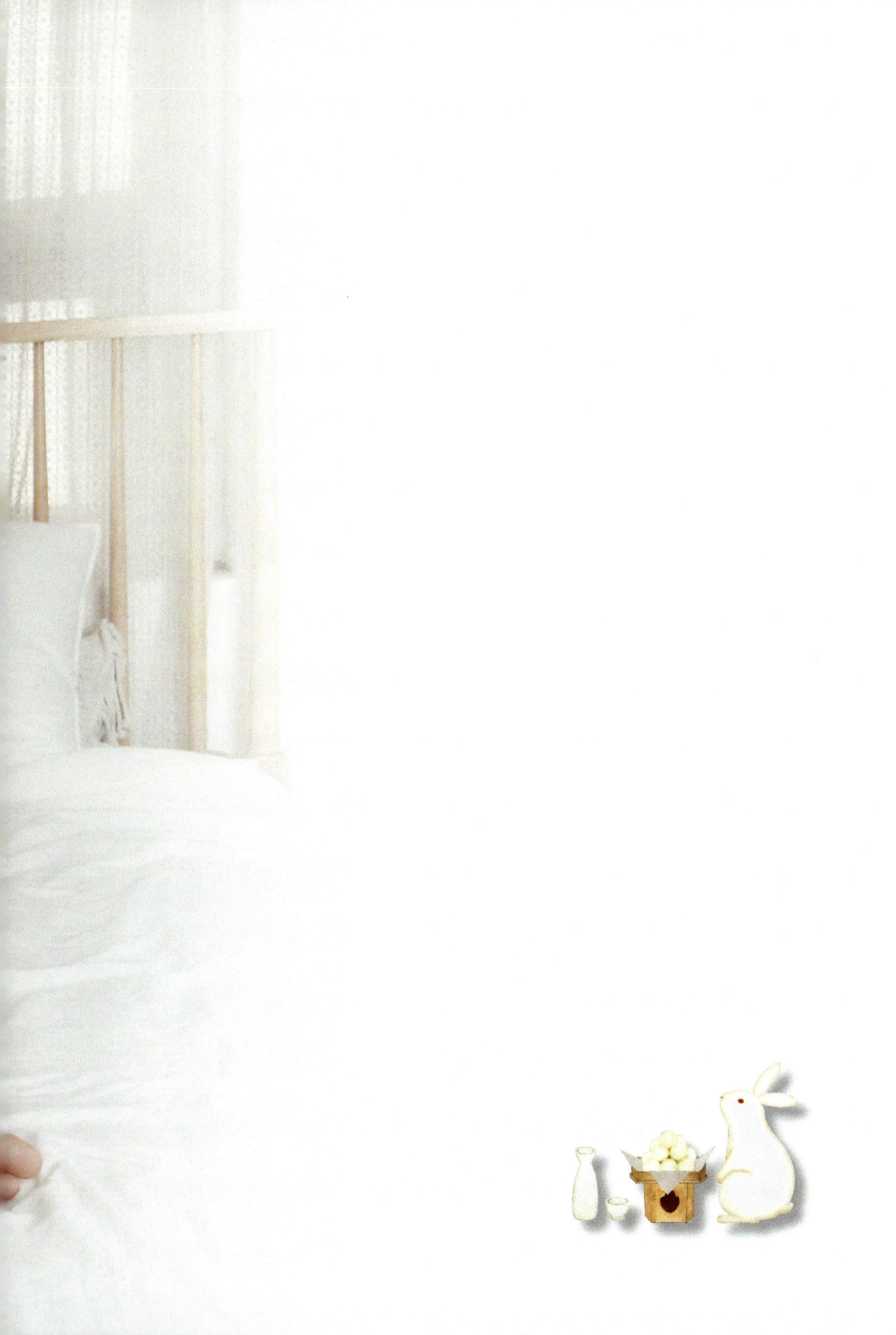

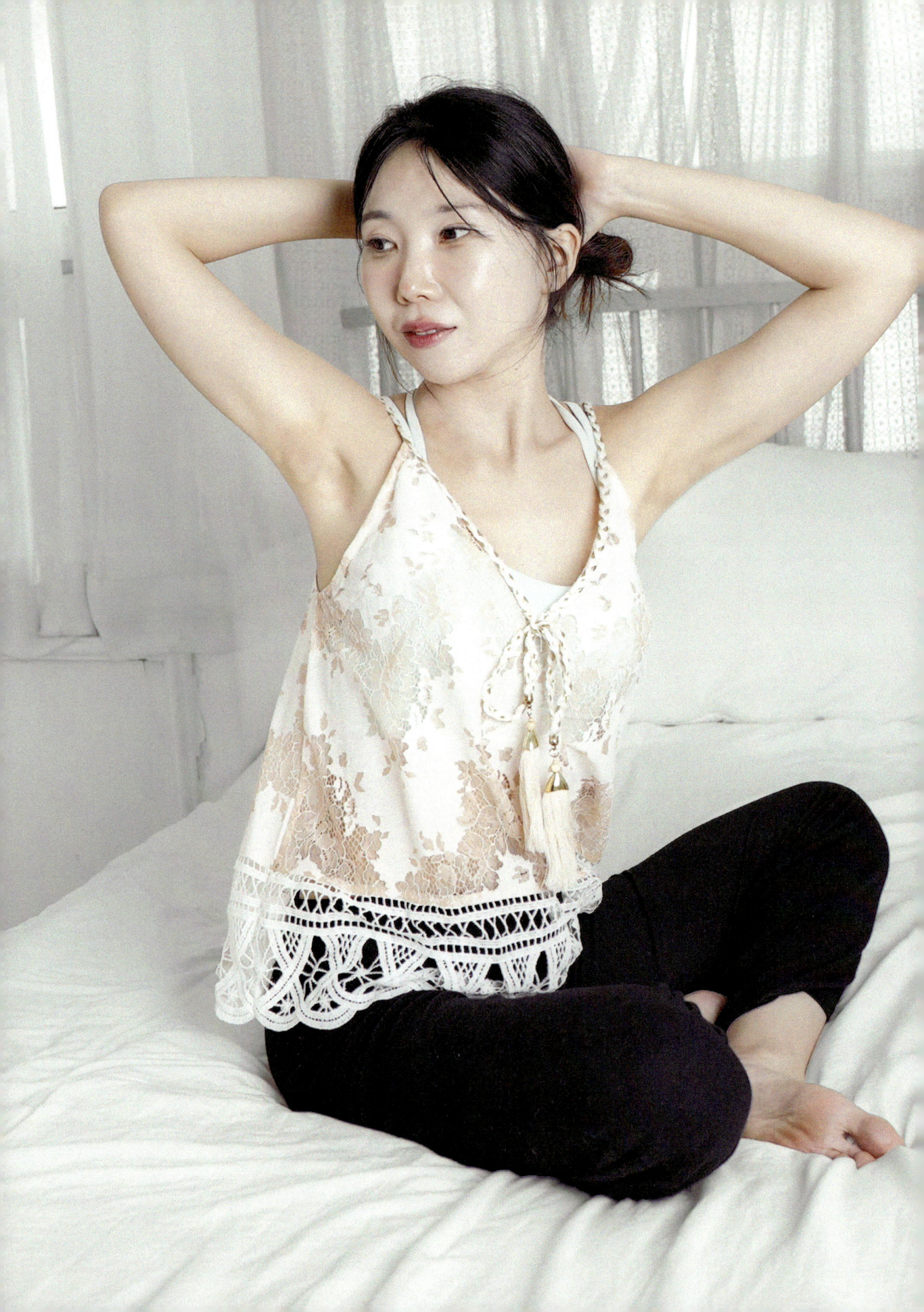

2부

꿀잠을 위한 몸의 이완 요가

1. 전신을 가볍게 풀어 주는 준비 동작

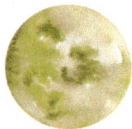

체온을 높여 편안한 수면 준비하기

모관 운동

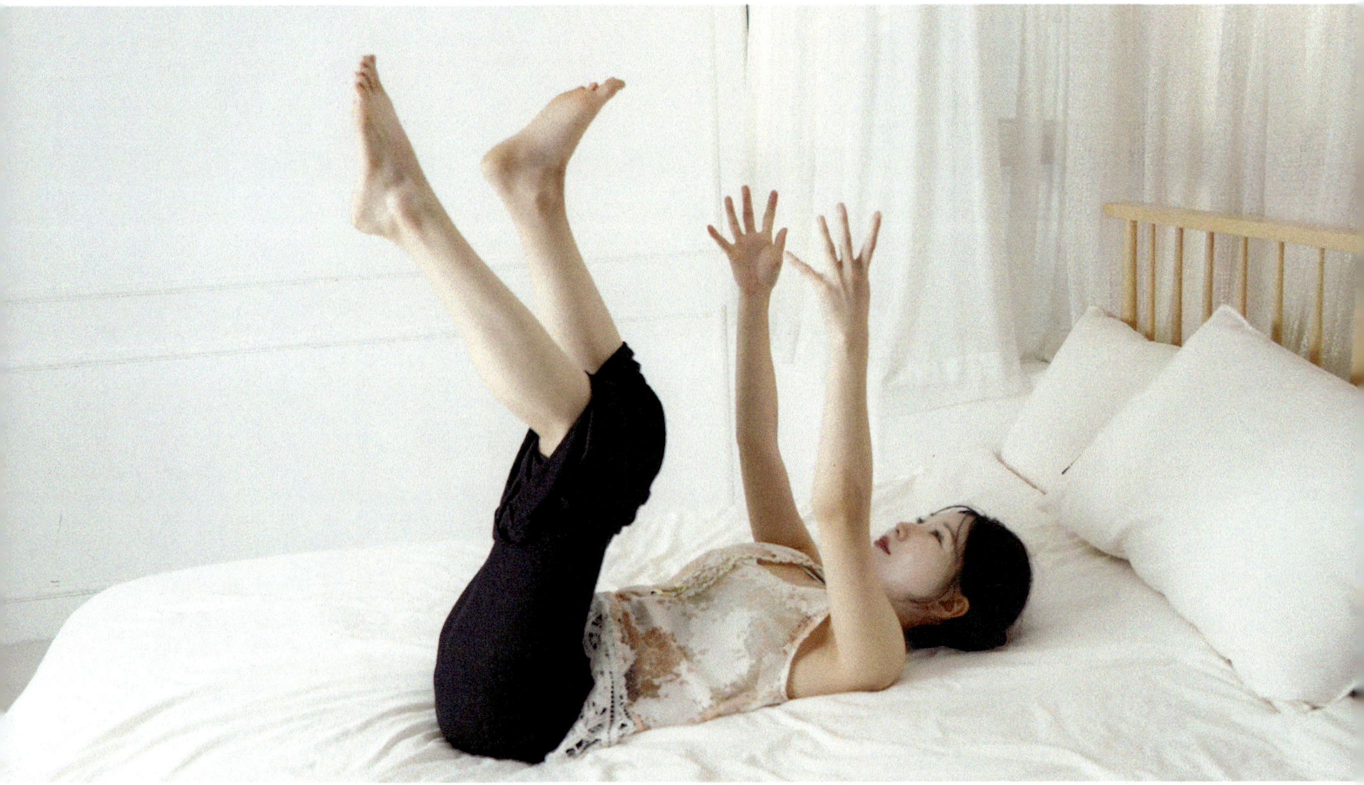

① 팔다리를 천장으로 들어 올립니다.
② 1분 동안 팔다리에 진동을 주며 흔들어 줍니다.

손끝과 발끝에 모여 있는 혈액이 심장으로 되돌아가면서 혈액순환이 개선되며, 손발이 따뜻해집니다.
림프 자극을 통해 림프의 원활한 흐름을 도와줍니다.

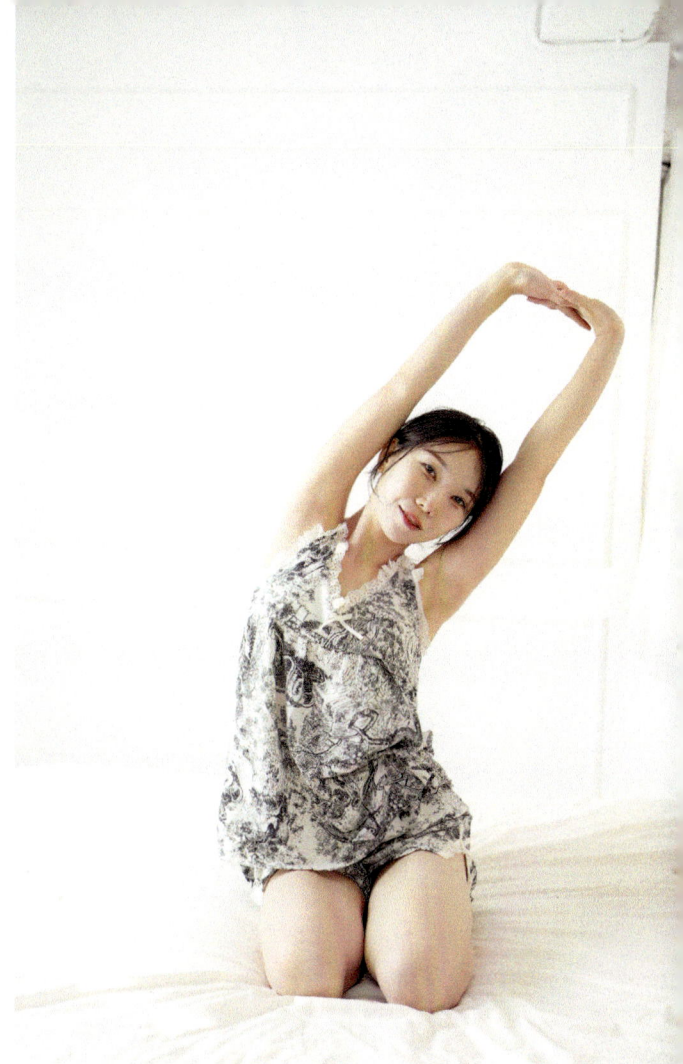

기지개 펴기 자세
(Extended Stretch Pose):
전신의 이완을 유도하는 스트레칭

① 무릎을 접어 양손 머리 위에서 깍지를 낍니다.
② 들숨에 가슴을 펴고 몸의 측면이 길어지도록 합니다.
③ 날숨에 오른쪽으로 몸을 기울이며 허리, 옆구리, 팔꿈치까지 길어지도록 합니다.
④ 반대쪽도 똑같이 진행합니다.

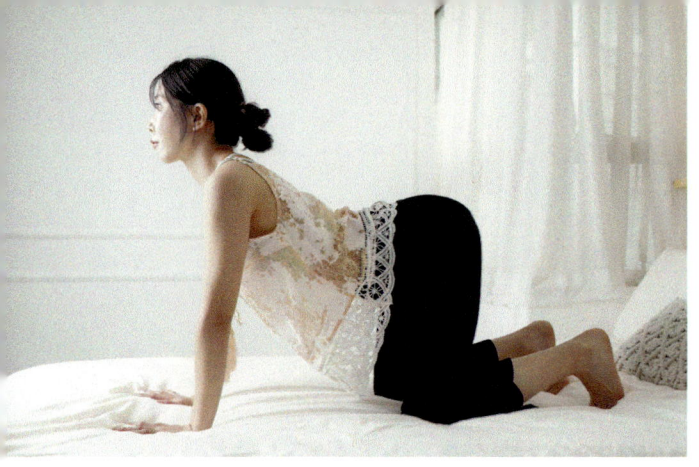

고양이-소 자세: 척추의 유연성과 발열을 유도하는 요가 동작

① 테이블 포즈에서 들숨에 가슴을 위로 들어 올려 확장합니다.
② 날숨에 등을 동그랗게 말아 척추를 위로 끌어 올립니다.
③ 열 번 이상 반복하고 팔을 멀리 뻗어 가슴을 아래로 내려 줍니다.

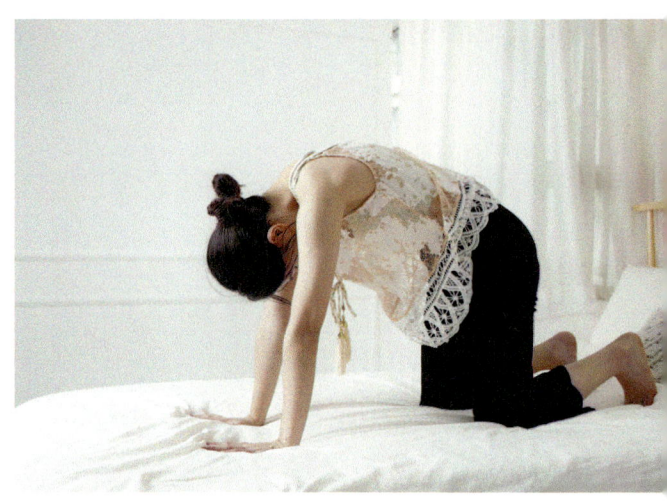

TIP: 가슴 아래에 배게를 놓은 뒤 가슴을 배게 위에 편히 내려놓습니다.
가능하면 서로의 팔꿈치를 잡아서 팔이 어깨너비 만큼 벌어지게 합니다.

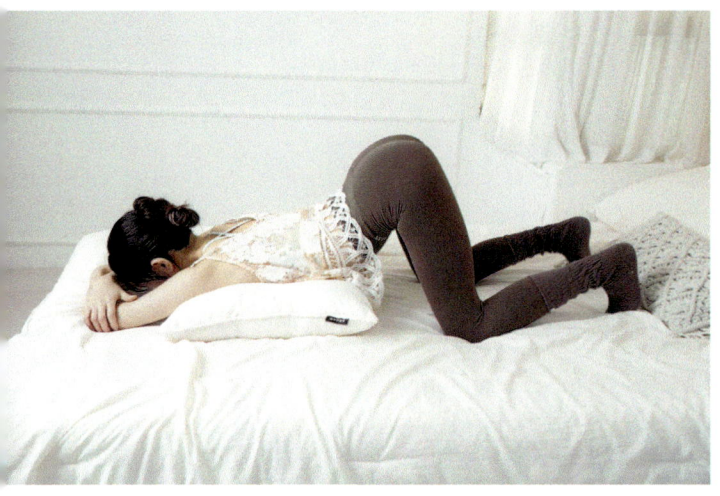

2.
목과 어깨의 긴장 완화 요가

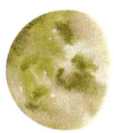

목을 뒤로 넘겨 앞쪽 목 스트레칭

① 자리에 편하게 앉아 두 손을 합장하여 엄지손가락 끝을 턱 아래에 고정합니다.
② 들숨에 상체를 세우고 날숨에 고개를 뒤로 젖힙니다.

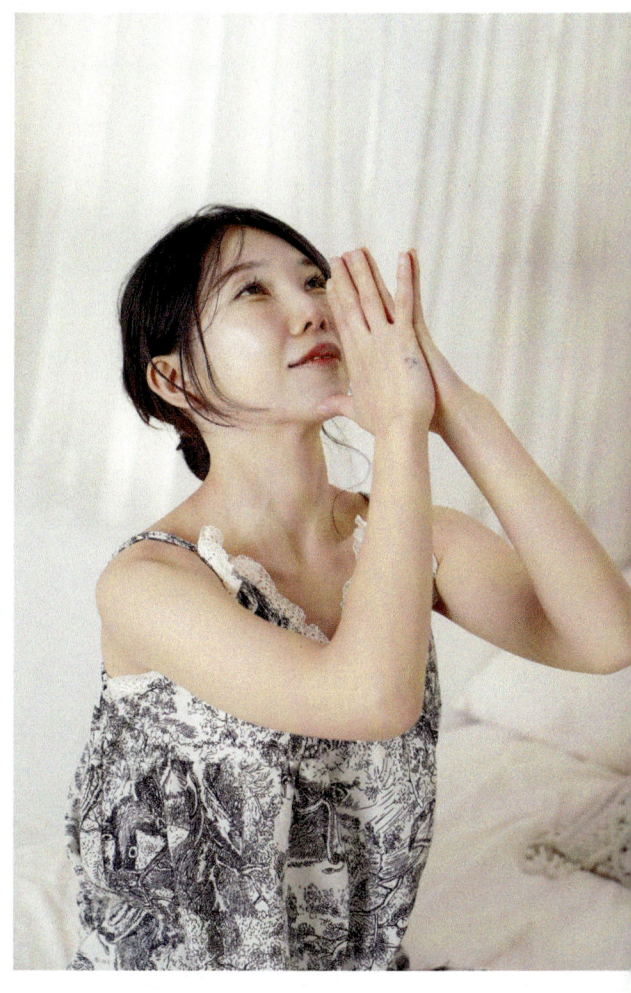

목을 뒤로 넘겼을 때 흉쇄유돌근, 사각근 등이 이완되며 목이 편안해지고 긴장이 완화됩니다.

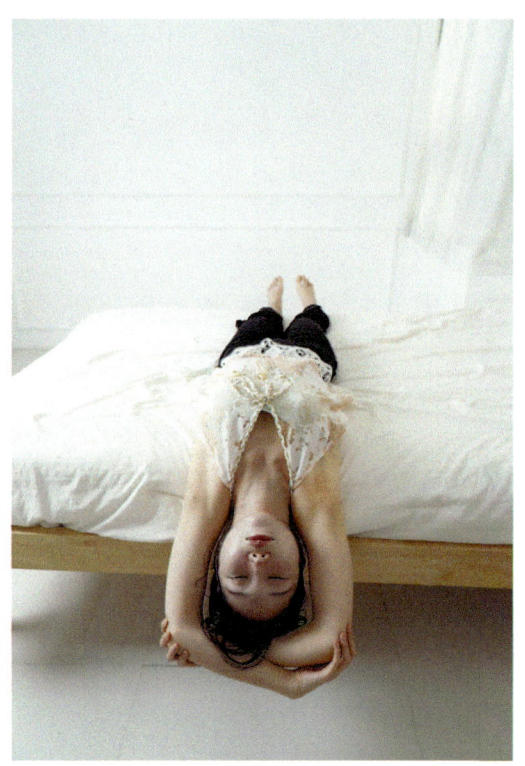

① 침대에 가로로 누워 끝 선에 어깨를 맞추고 가능한 범위 내에서 고개를 뒤로 젖힙니다.

뒤쪽 목이 꺾이는 느낌이 들지 않도록 각도를 잘 조절해서 진행합니다.
가능하면 들숨에 팔꿈치를 잡아 가슴을 부드럽게 열고 날숨에 긴장을 풉니다.

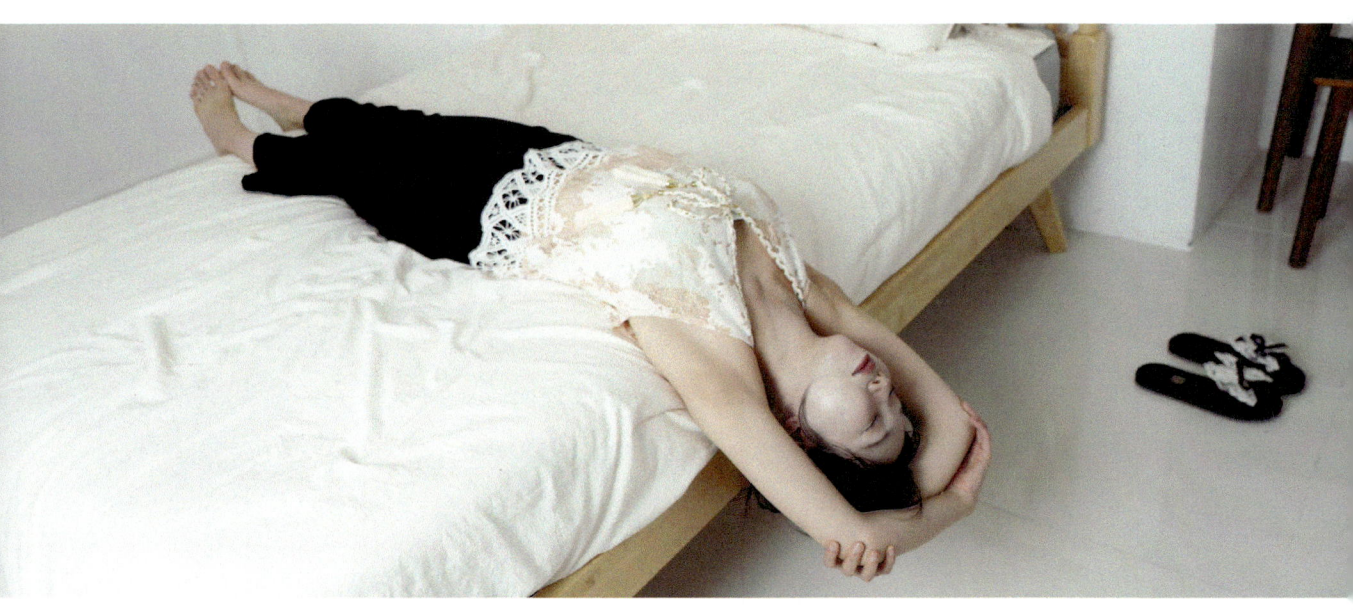

① 팔꿈치를 ㄴ자 모양으로 만들어 가슴과 어깨를 열고 고개를 뒤로 넘깁니다.

② 들숨에 가슴을 들어 올리고 날숨에 머리를 뒤로 넘깁니다.

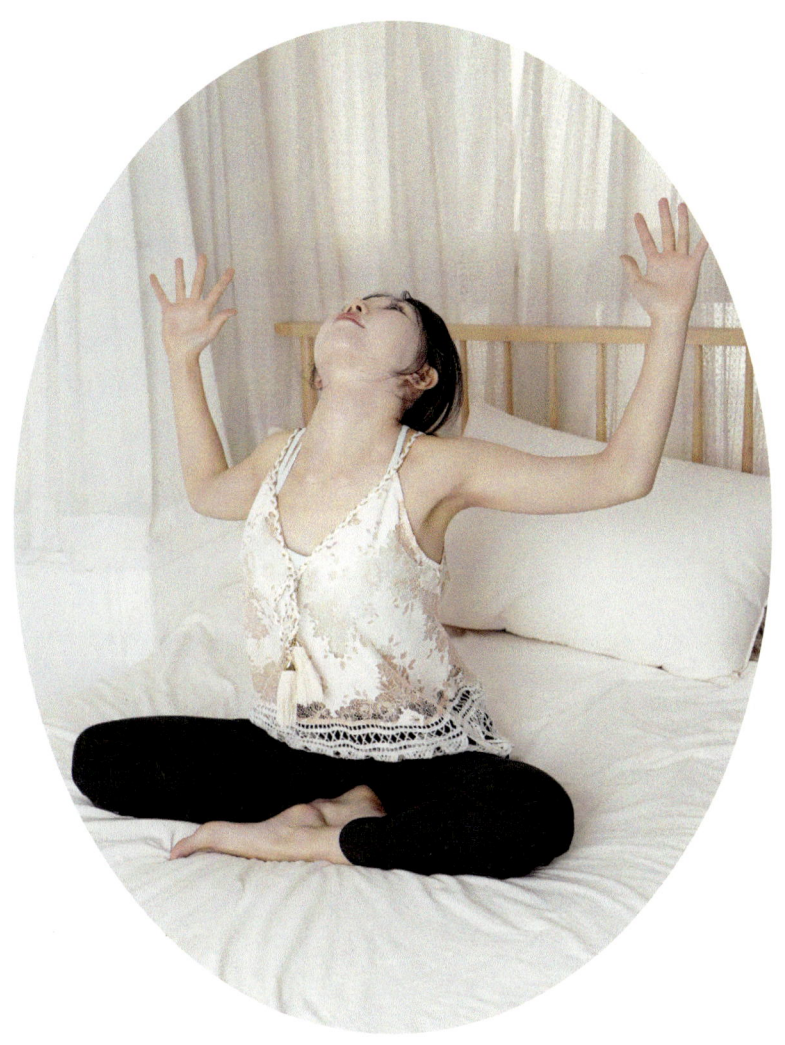

하루의 무게를 내려놓는 어깨 이완법

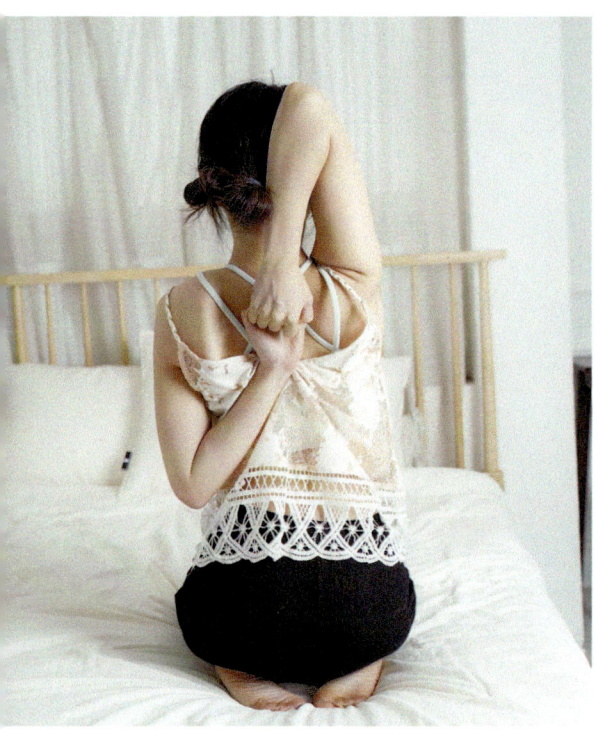

① 날개뼈 사이를 모아 양손을 서로 잡습니다.
② 손을 잡기 어렵다면 팔꿈치를 잡은 채로 어깨를 서서히 이완합니다.

③ 들숨에 상체를 세워 날숨에 측면으로 기울입니다.
④ 반대쪽도 똑같이 진행합니다.

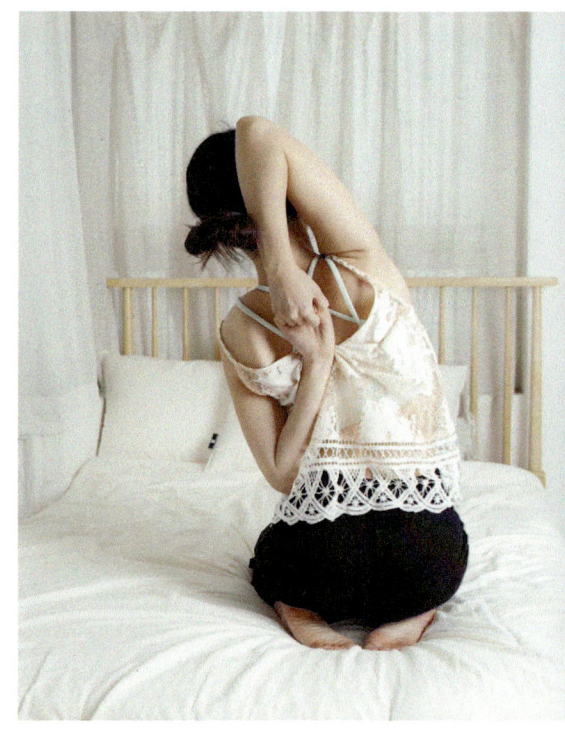

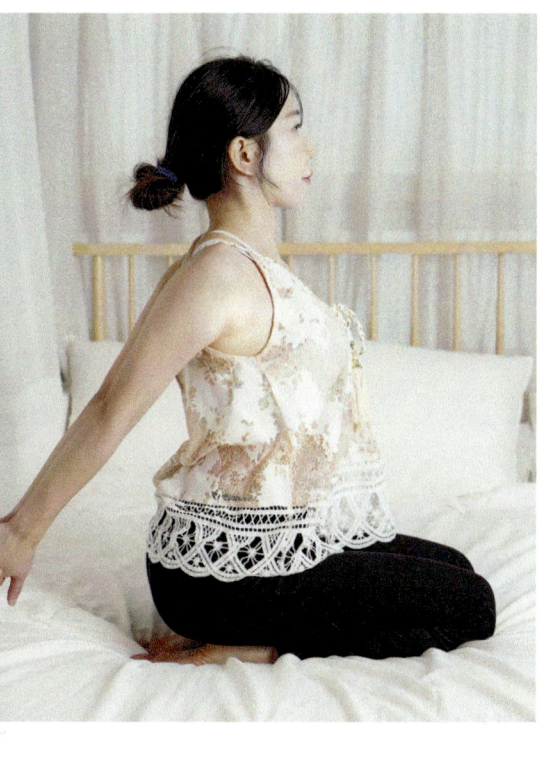

① 양손 엉덩이 뒤로 깍지를 낍니다.

② 들숨에 가슴을 펴고 날숨에 팔을 아래로 밀어 냅니다.

③ 등을 꽉 조이며 어깨를 뒤로 열어 이완합니다.

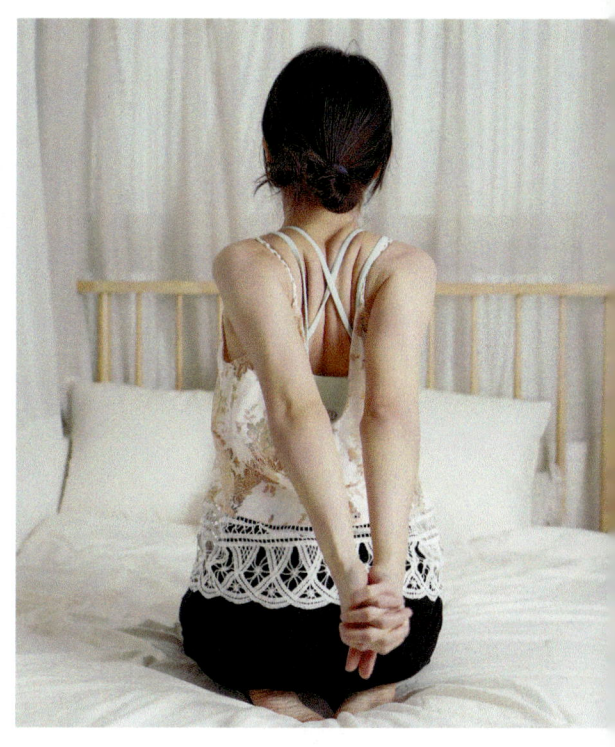

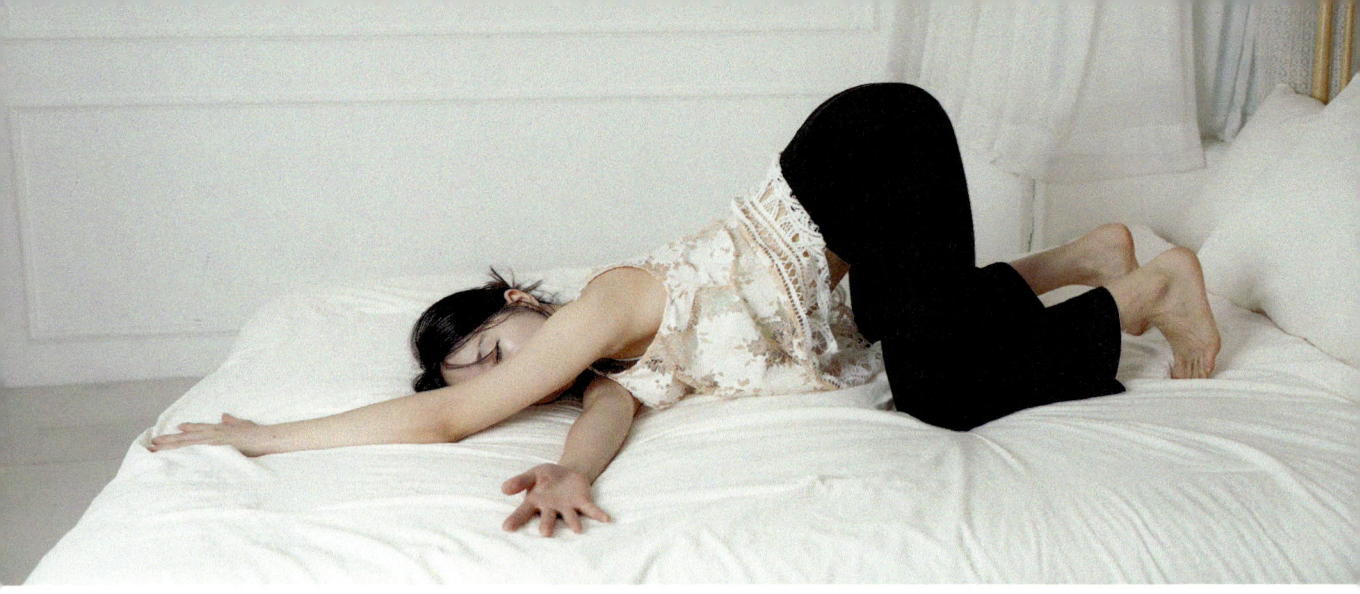

① 테이블 포즈에서 한 팔을 반대편으로 내립니다.

② 다른 한쪽 팔은 머리 위로 뻗어서 어깨와 몸의 측면을 이완합니다.

③ 들숨에 머리 위로 뻗은 팔을 길어지게 하고 날숨에 가슴을 살포시 낮춥니다.

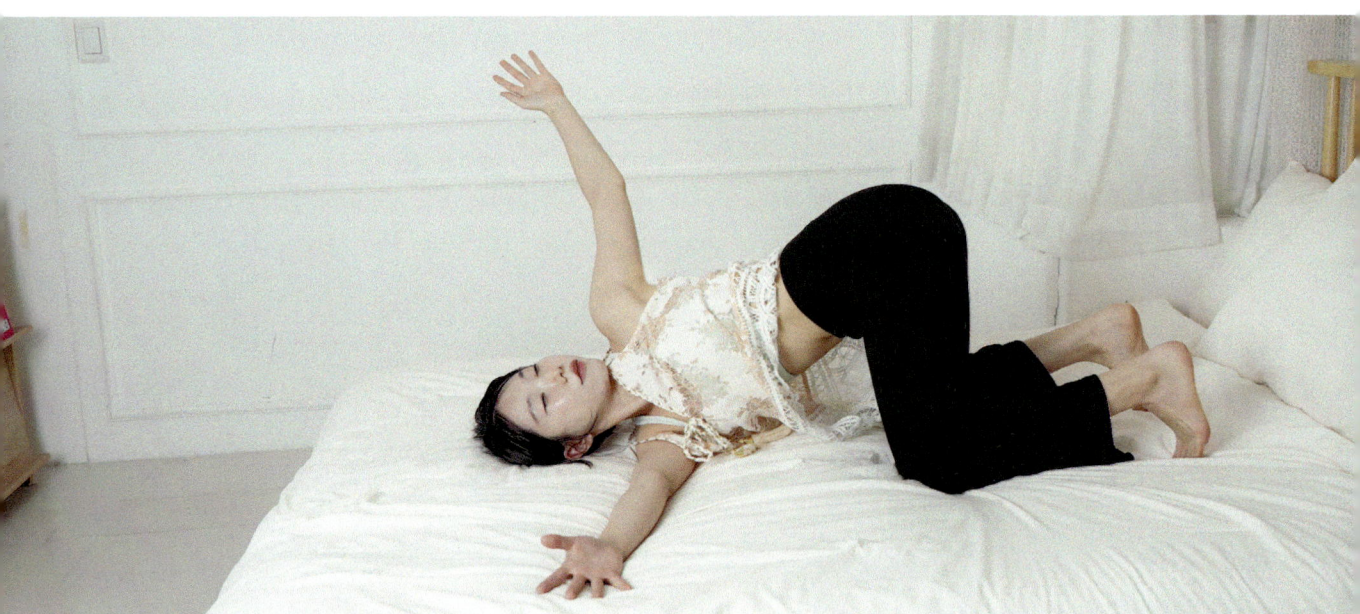

④ 머리 위로 뻗었던 팔을 어깨 위 하늘을 향해 길게 편 뒤 등 뒤로 넘깁니다.

⑤ 들숨에 유지하고 날숨에 팔을 어깨 뒤로 넘깁니다.

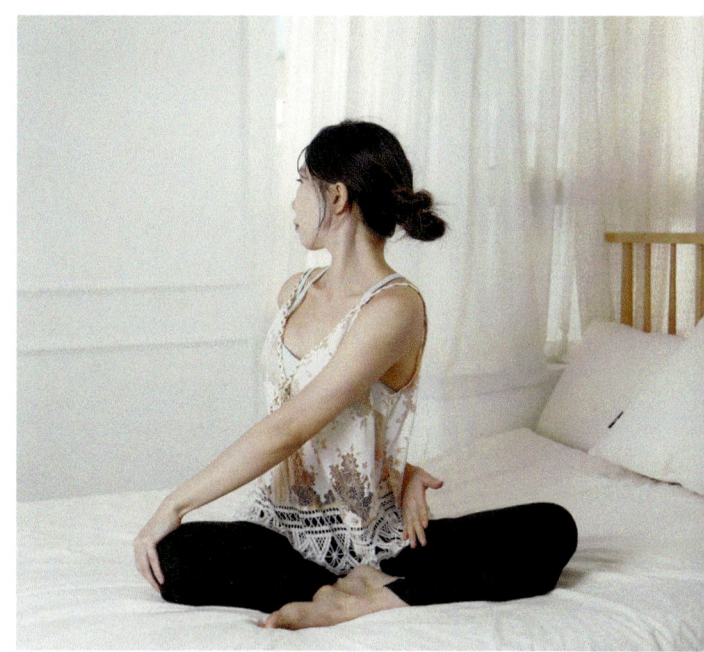

고개 돌리기: 상체 이완을 통한 편안함 유도

① 오른손을 왼 다리 위에 올리고 왼손은 옆구리로 가져옵니다.

② 들숨에 상체를 바르게 세우며 날숨에 상체를 회전합니다.

③ 상체를 회전할 때 목을 같은 방향으로 회전하여 목의 앞쪽과 측면을 이완합니다.

④ 반대쪽도 똑같이 진행합니다.

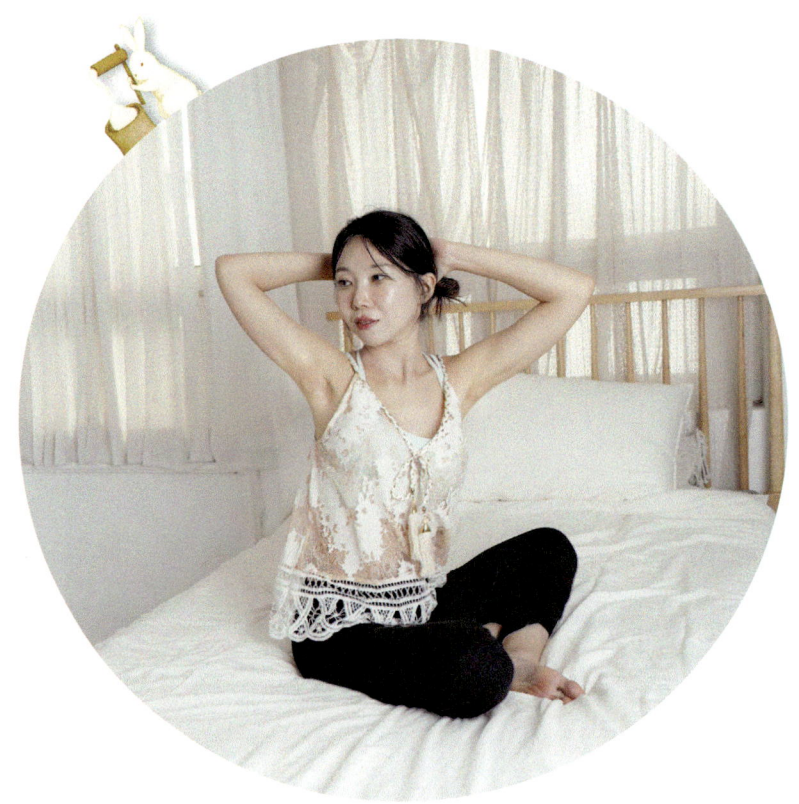

① 머리 뒤로 깍지를 낍니다.
② 팔꿈치를 180도 벌리고 정면을 바라봅니다.
③ 들숨에 늑골을 좌우로 열고 날숨에 오른쪽 팔꿈치를 뒤로 보내 상체와 목을 함께 트위스트 합니다.

3. 가슴과 등 근육 풀기

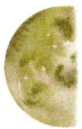

고양이-소 자세(Cat-Cow Pose)로 등과 척추 풀어 주기

'고양이-소 자세: 척추의 유연성과 발열을 유도하는 요가 동작'(40쪽) 참조

흉곽을 확장해 깊은숨과 편안함을 유도하는 자세

① 두 다리를 앞으로 뻗고 두 팔의 모양을 ㄴ 자로 만들어 줍니다.

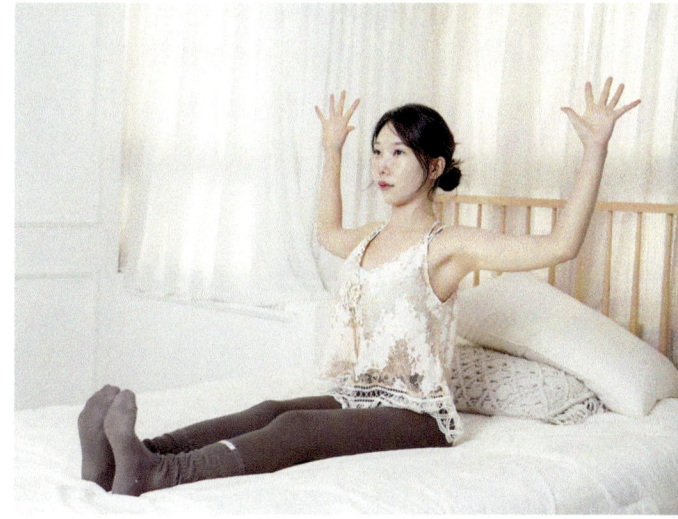

② 들숨에 가슴을 열고 날숨에 어깨를 바닥으로 내립니다.

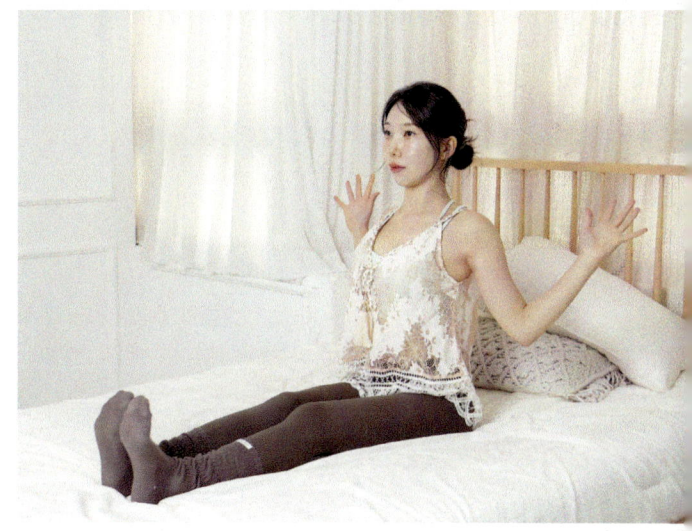

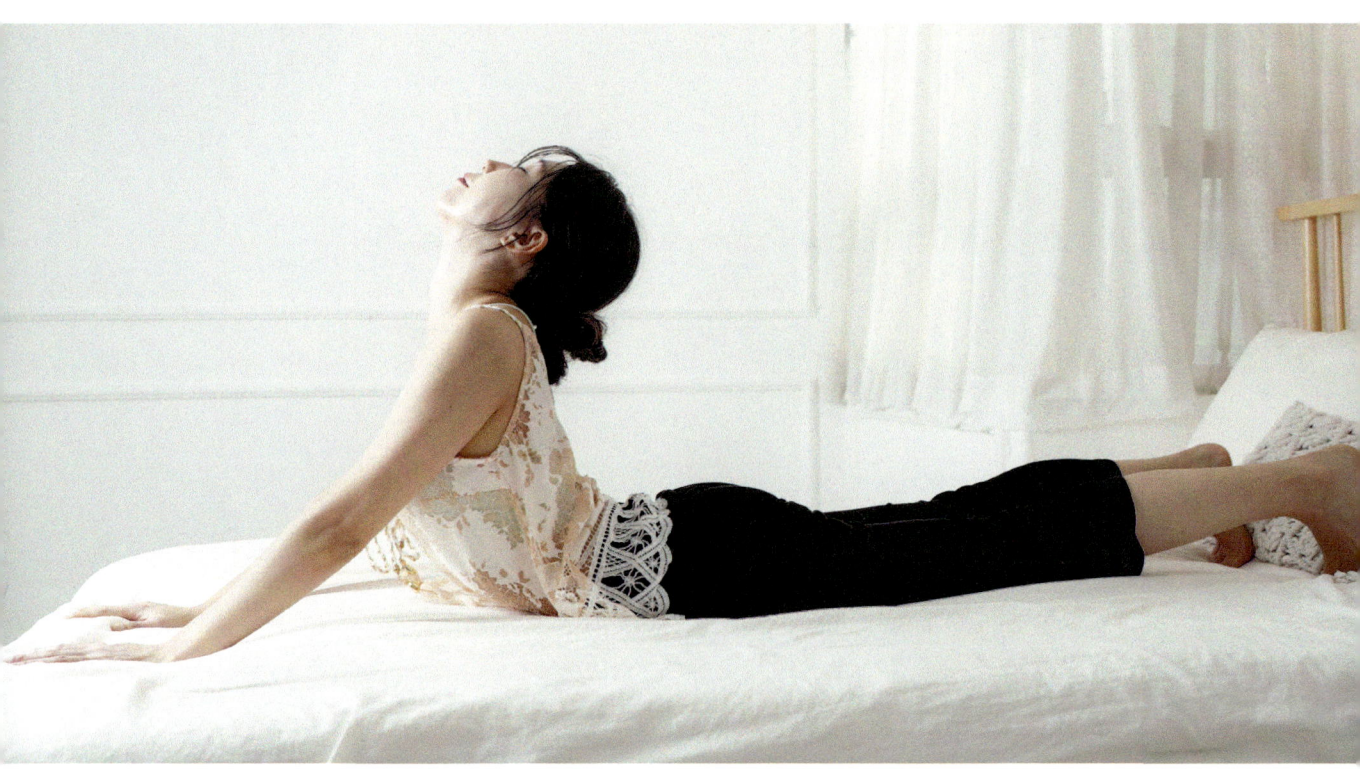

① 이마가 아래를 향하도록 엎드려 누워 줍니다.

② 두 손은 머리보다 위를 짚고 치골이 뜨지 않게 몸을 아래로 누릅니다.

③ 들숨에 가슴을 들어 올리고 날숨에 골반을 아래로 천천히 내립니다.

④ 10번째 호흡에서 자세를 유지하다 머리를 뒤로 넘깁니다.

① 무릎을 꿇어앉고 발등이 아래를 향하게 합니다.
② 허벅지를 모으고 깍지를 껴 팔을 위로 올립니다.
③ 들숨에 어깨부터 팔을 위로 뻗고, 날숨에 어깨를 바닥으로 당깁니다.

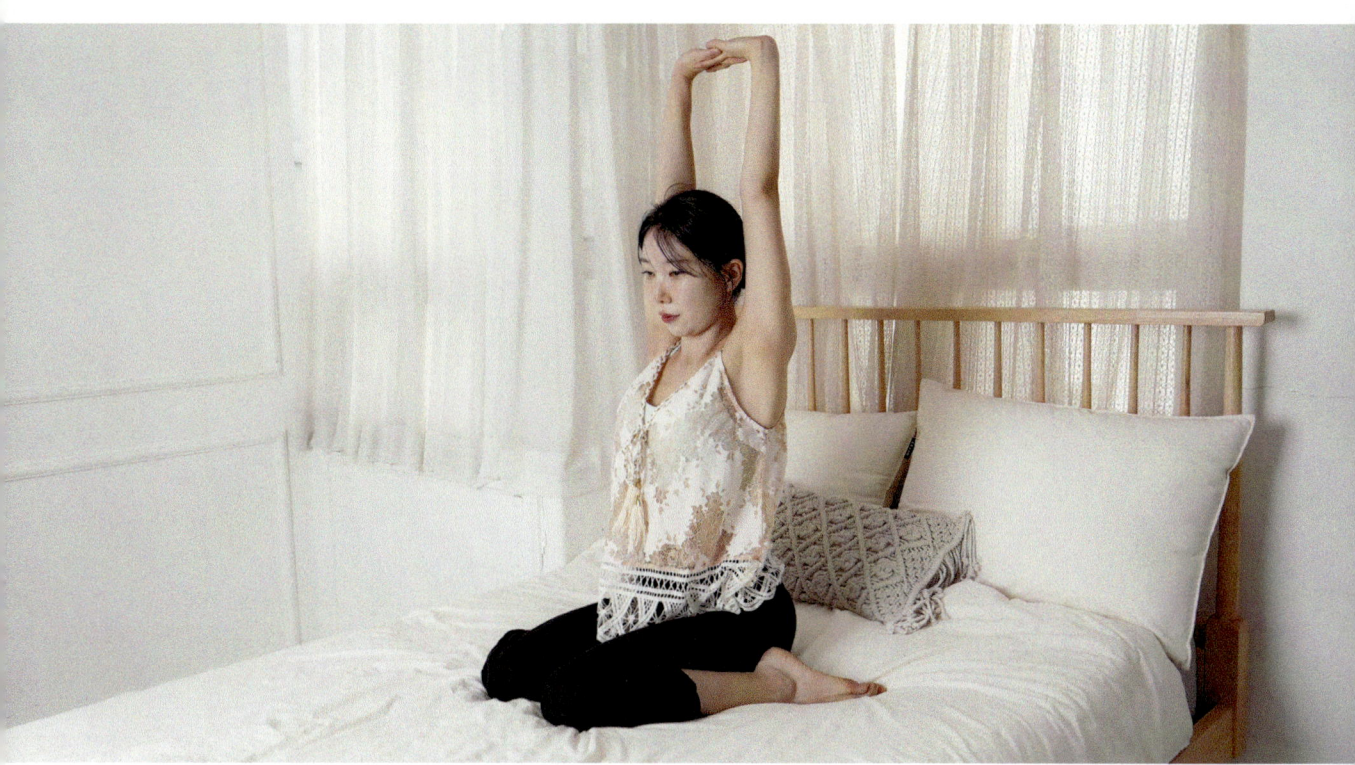

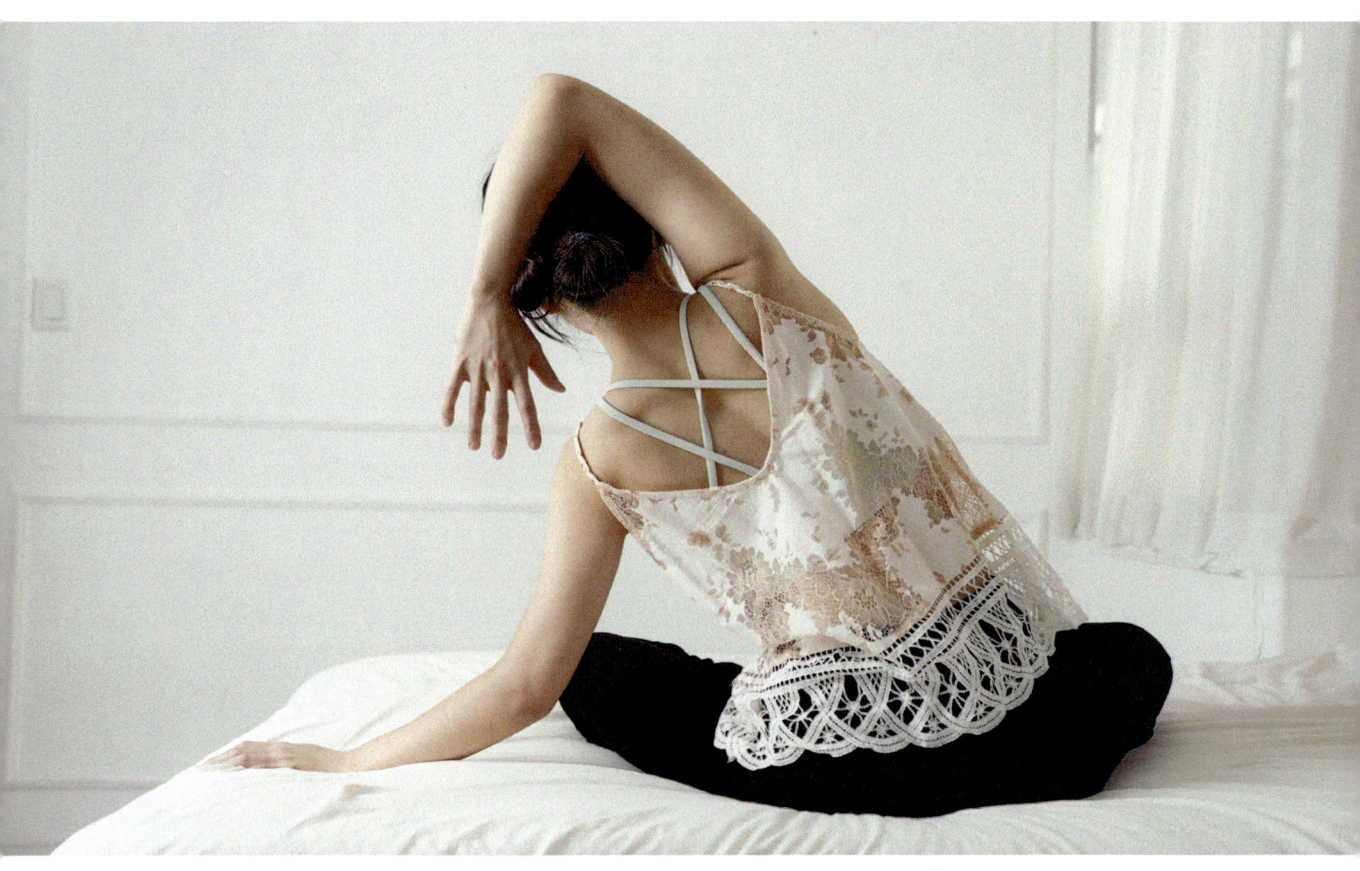

① 오른팔을 구부려 머리 뒤에 팔꿈치를 붙입니다.
② 들숨에 정면을 바라보며 부유늑골을 이완하고 날숨에 측면으로 기울입니다.
③ 반대쪽도 똑같이 진행합니다.

4.
스트레스 완화와
혈액순환 촉진을 위한 자세

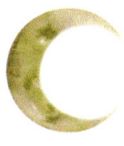

골반 교정과 독소 배출

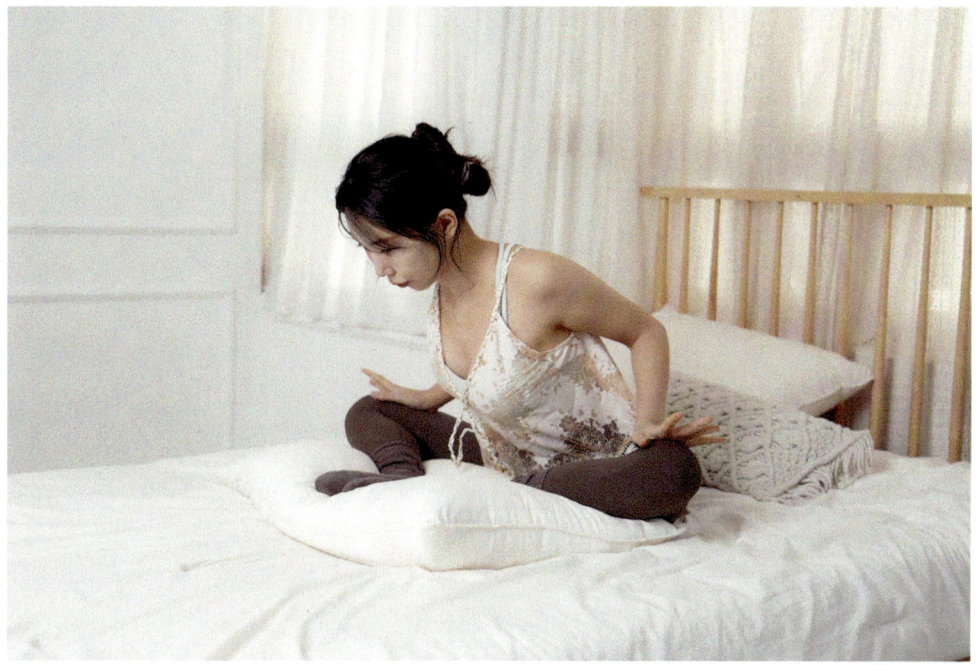

① 무릎을 좌우로 접어 발바닥 합족을 합니다.
② 들숨에 상체를 바르게 세우고, 날숨에 상체를 아래로 기울입니다.

이때 허벅지 내전근의 긴장감과 고관절 쪽에서의 자극을 느낍니다.

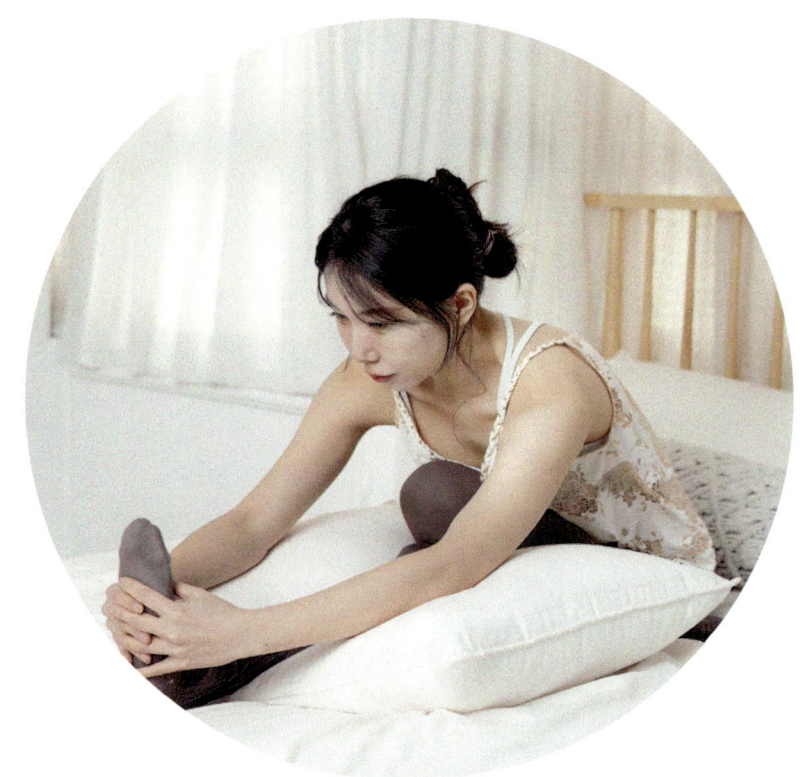

① 베개 위에 두 다리를 올립니다.

② 오른쪽 무릎을 펴고, 왼쪽 무릎을 접어 오른쪽 무릎 위에 포갭니다.

③ 들숨에 척추가 길어지게, 날숨에 상체를 아래로 기울이며 발을 잡습니다.

④ 반대쪽도 똑같이 진행합니다.

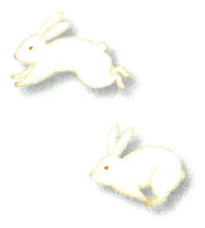

허벅지대퇴사두근 이완과 햄스트링 이완

① 두 다리를 편 후에 왼 다리를 하늘로 들어 올립니다.
② 들숨에 정면을 바라보며 상체를 세워 왼 다리를 잡습니다.
③ 날숨에 왼 다리를 당겨 상하체가 가까워지게 합니다.
④ 반대쪽도 똑같이 진행합니다.

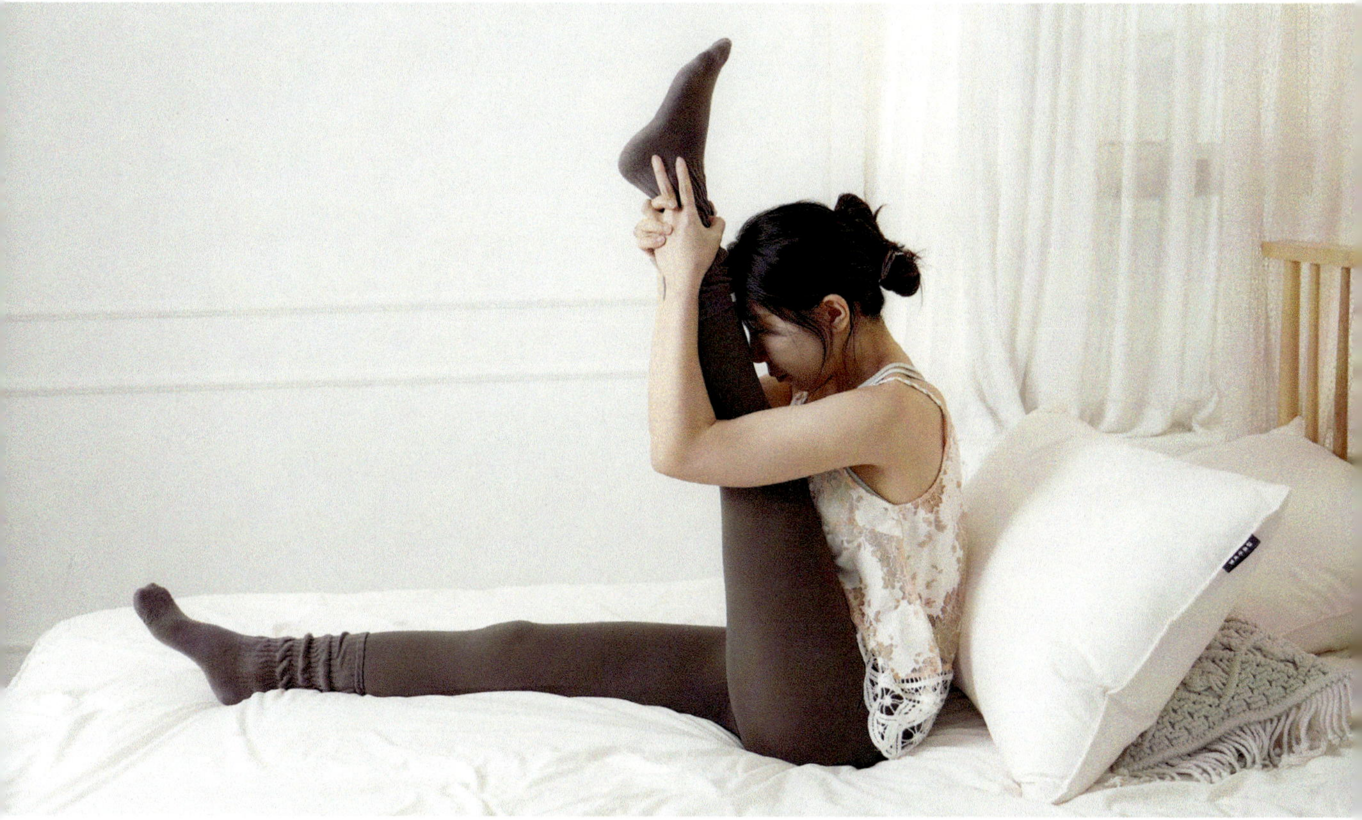

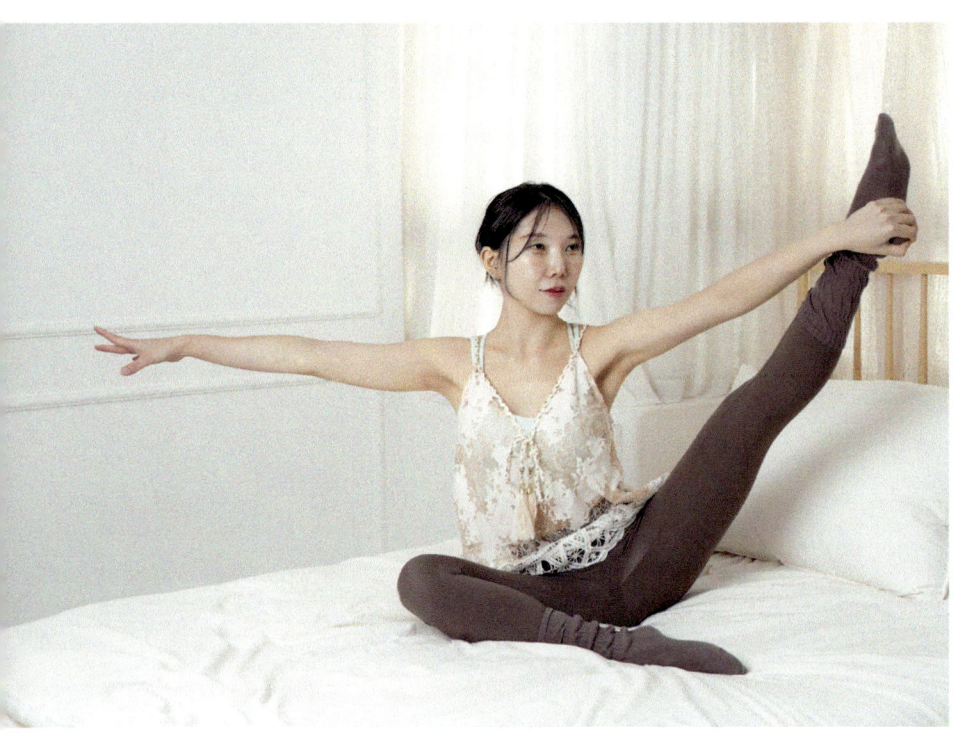

① 왼 다리는 안쪽으로 접어 지지하고, 오른손으로 오른발을 잡아 다리를 우측으로 열어 줍니다.
② 들숨에 오른 다리를 잡아 양팔을 수평으로 폅니다.
③ 날숨에 오른 다리의 오금에서 당겨지는 자극을 느끼며 상체 쪽으로 조금씩 당깁니다.

① 두 손으로 발끝을 잡아 다리를 넓게 벌리며 무릎을 폅니다.
② 들숨에 발끝을 잡아 상체를 세우고, 날숨에 다리를 들어 올려 폅니다.

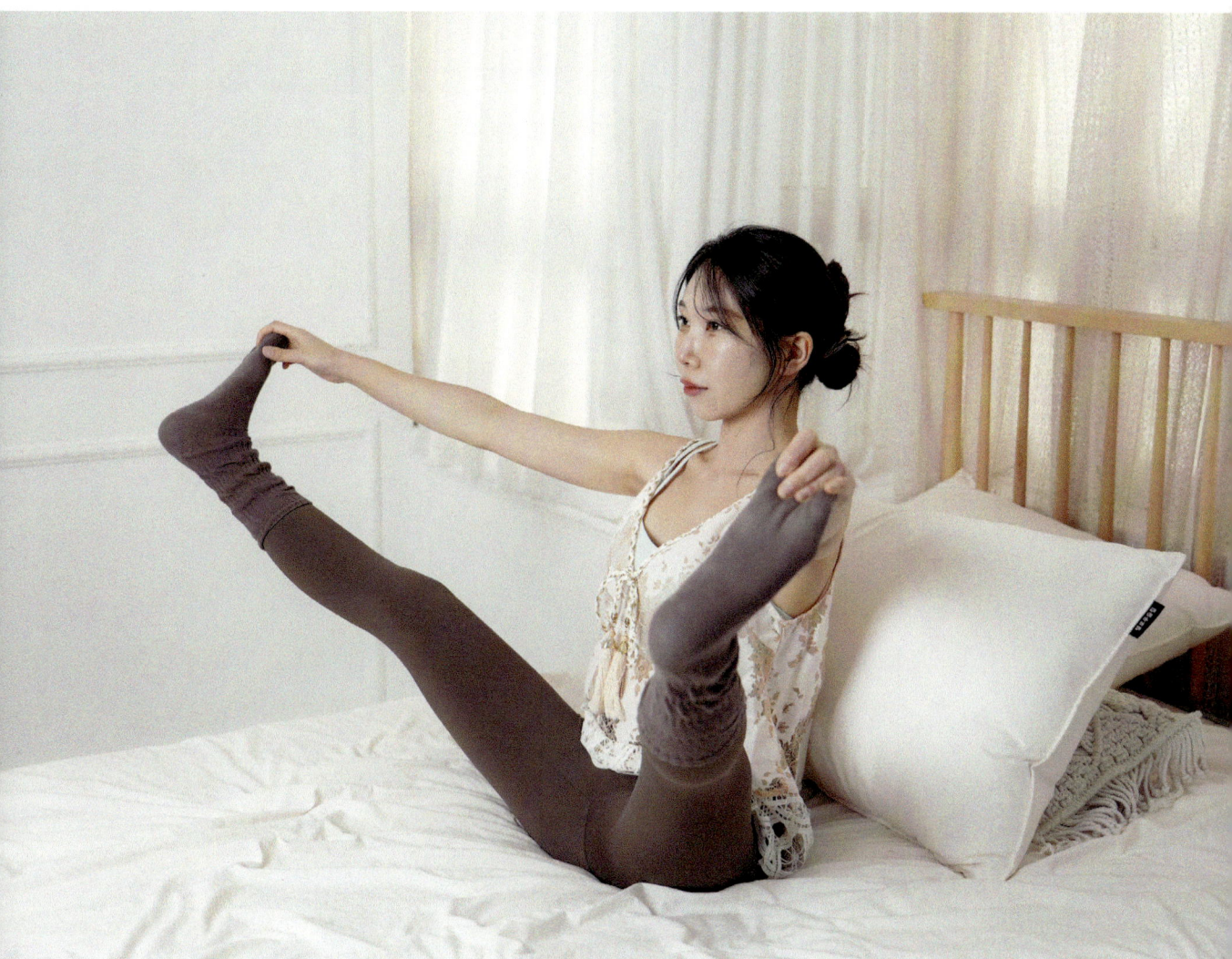

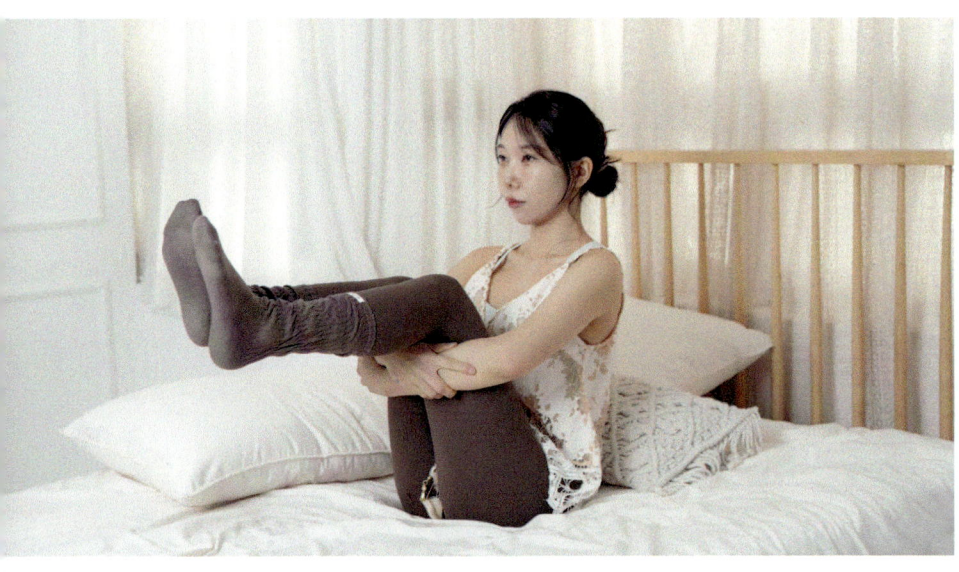

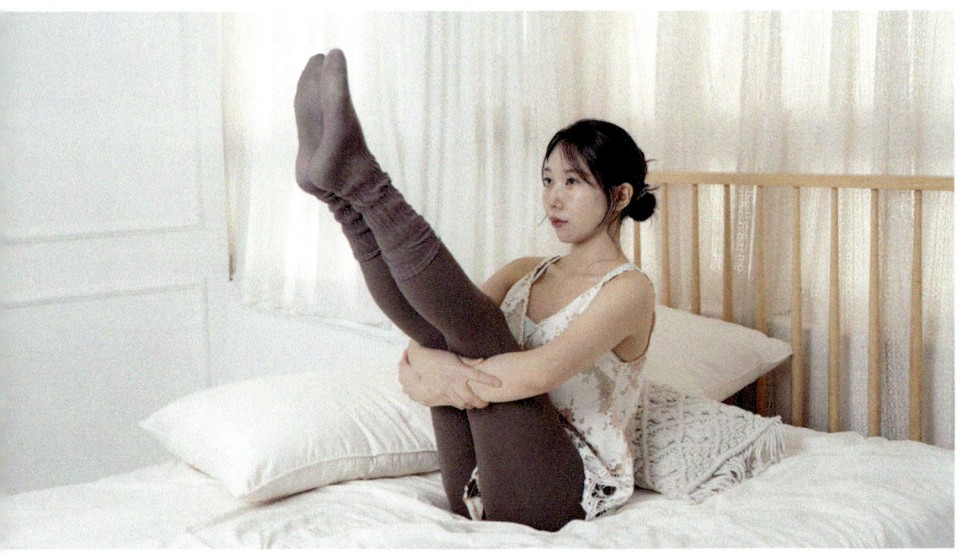

① 두 팔로 허벅지를 감싸안으며 상체를 바르게 세웁니다.

② 들숨에 팔로 허벅지를 감싸고 상체를 세우며, 날숨에 무릎을 조금씩 폅니다.

① 두 다리를 넓게 벌려 손으로 발끝을 잡습니다.
② 들숨에 발끝을 잡아당기며 그 힘으로 상체를 세우고 날숨에 상체를 아래로 조금씩 내립니다.

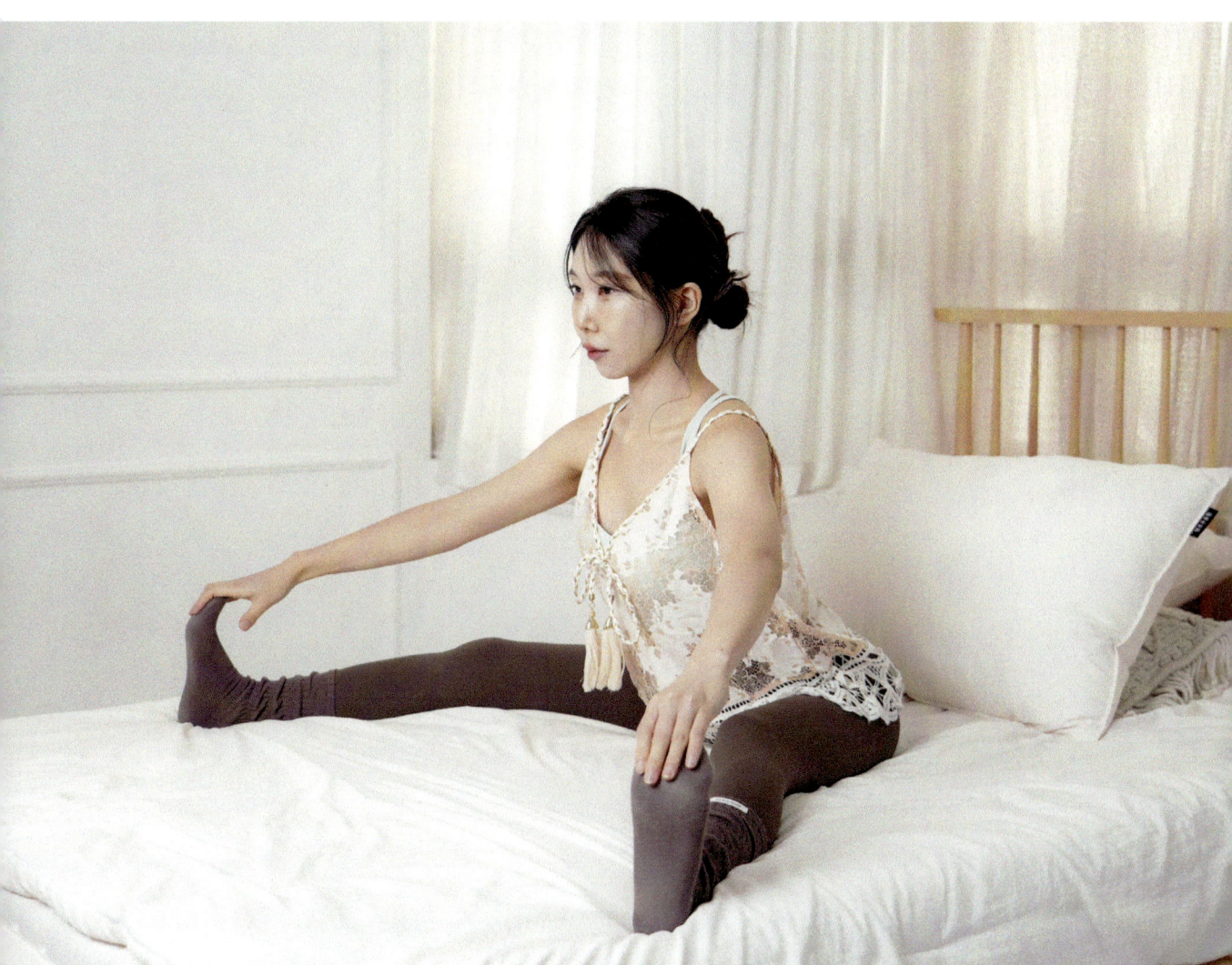

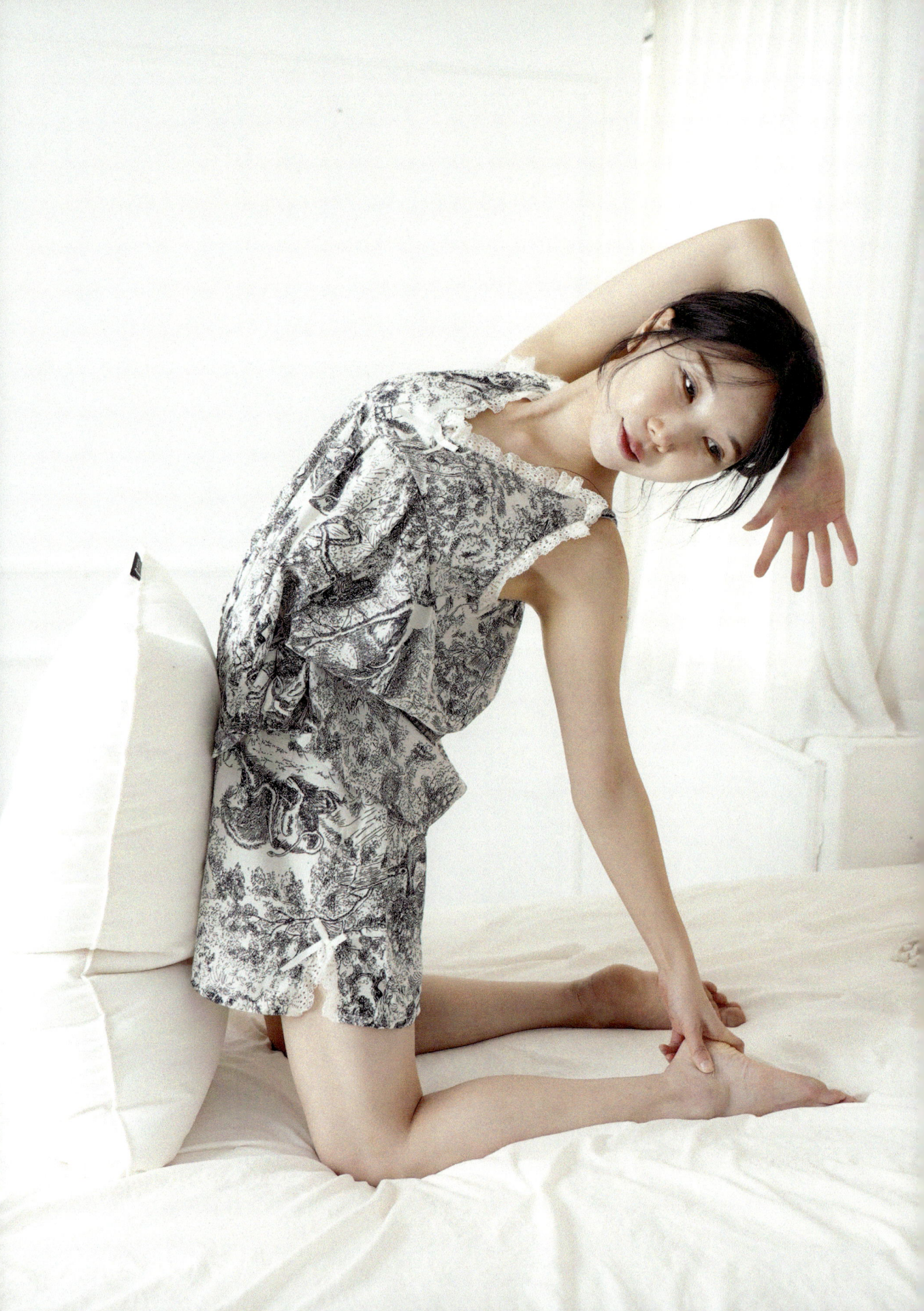

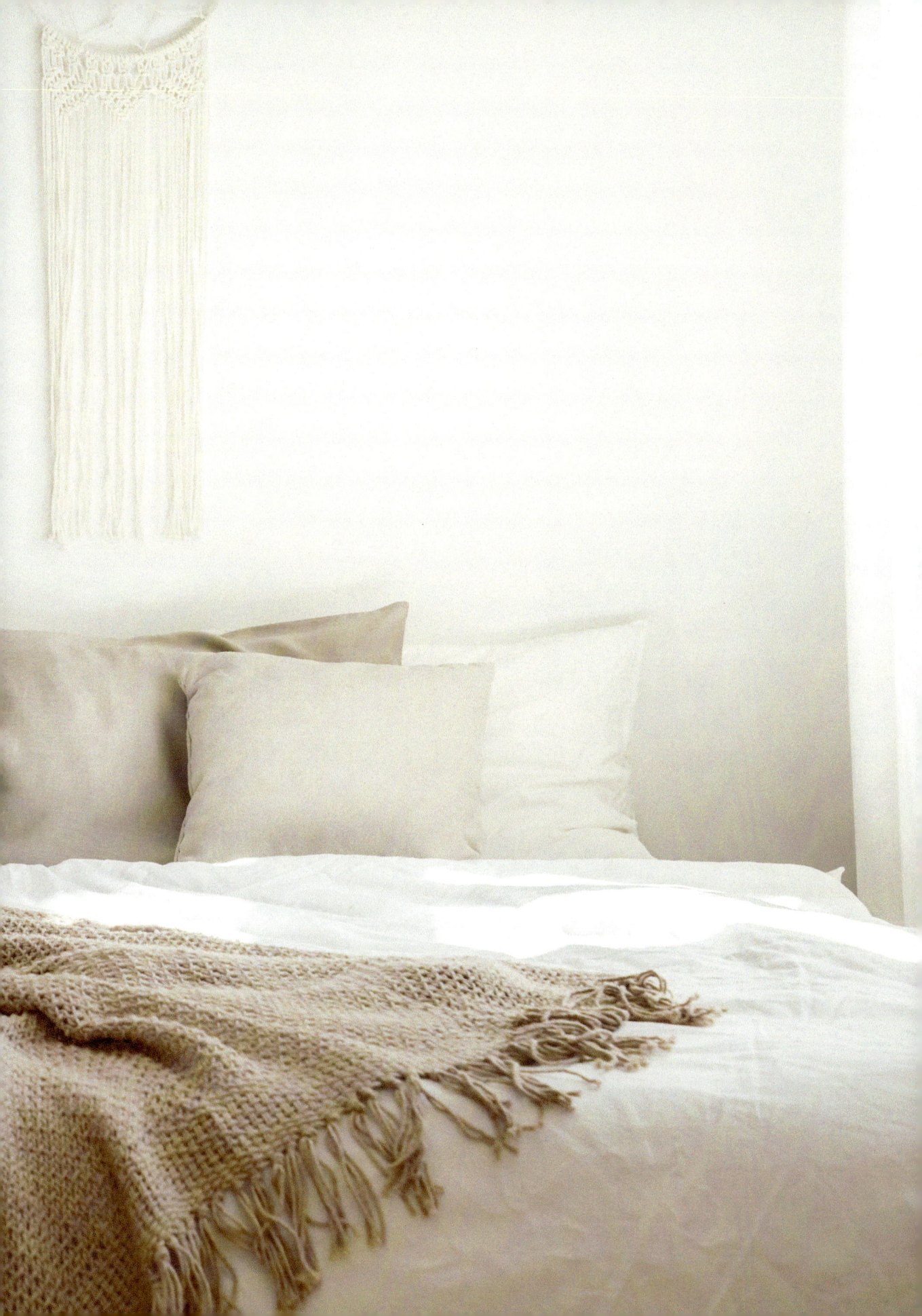

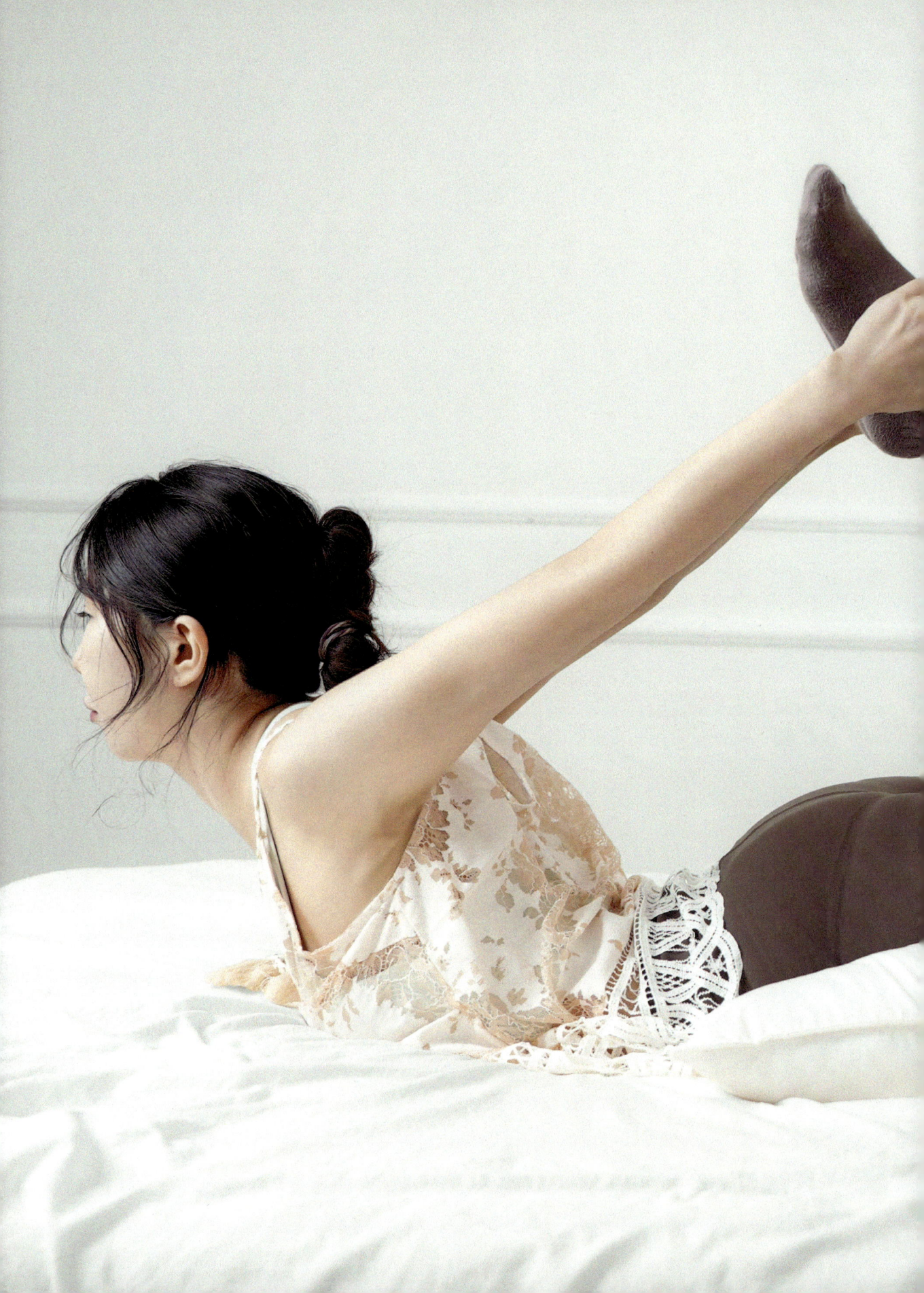

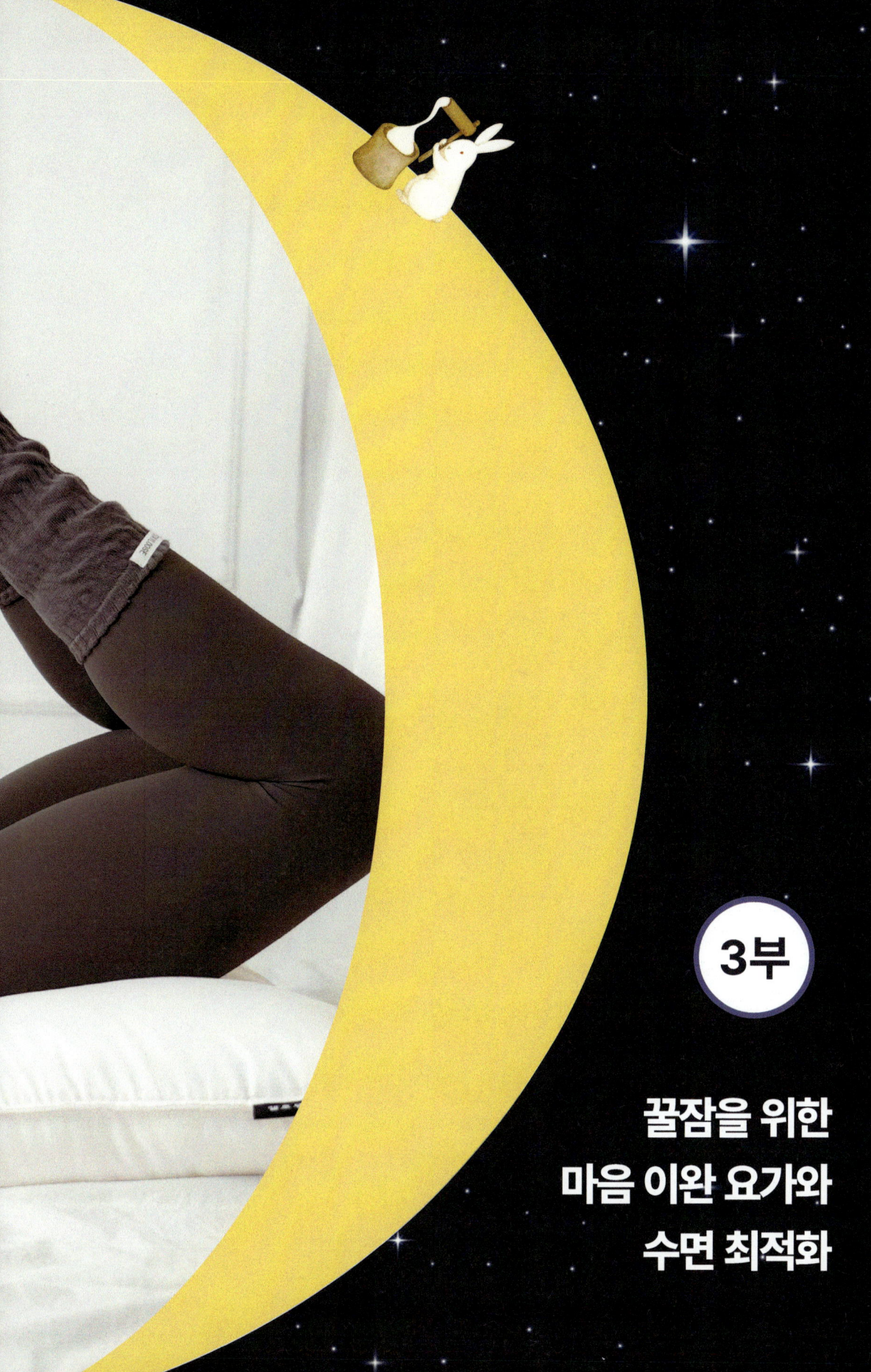

3부

꿀잠을 위한
마음 이완 요가와
수면 최적화

1.
긴장과 불안을 내려놓는 이완 동작

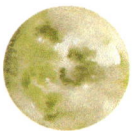

아기 자세로 내면의 안정 찾기

'잠들기 전의 요가 루틴: 심박수 조절과 마음의 평온'(27쪽) 참조

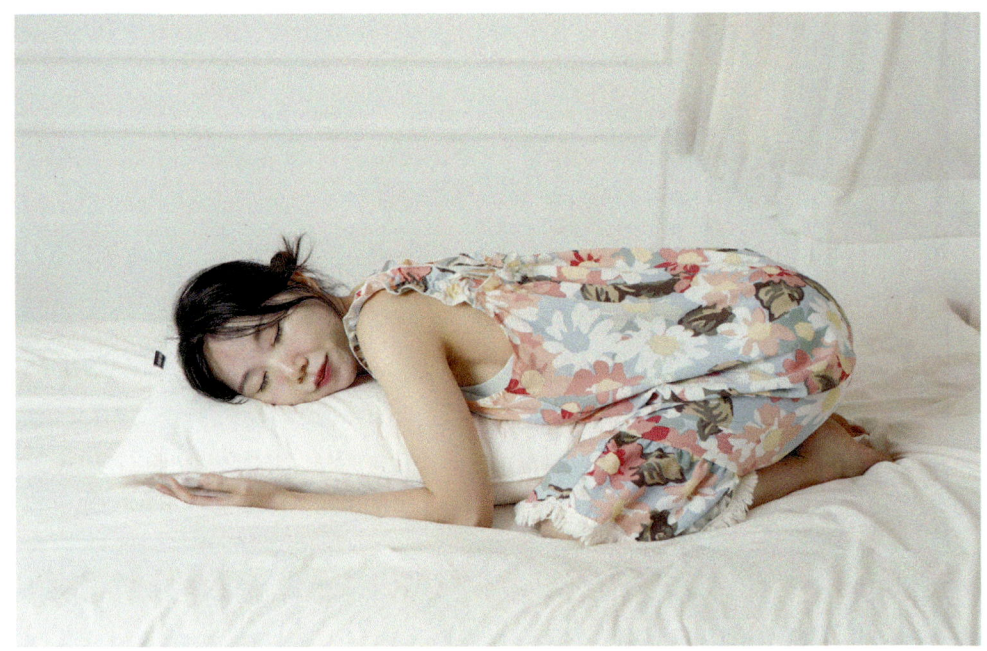

요가 무드라: 마음과 몸의 고요함, 심신 이완

  요가 무드라의 손동작은 손의 위치와 모양을 통해 **에너지의 흐름을 조절하고 마음을 고요하게 유지**하도록 돕는 중요한 부분입니다.
  요가에서 "무드라(Mudra)"는 손가락의 위치나 결합을 통해 특정 에너지를 유도하거나 유지하는 것을 의미하며, **심신 이완과 집중에 도움을 줍니다.** 특히, 자기 전에 수행하면 스트레스를 줄이고, 마음을 안정시키며 수면에 좋은 영향을 줄 수 있습니다.

요가 무드라 손동작

　요가 무드라에서 손동작은 손가락을 가볍게 맞대거나 손을 특정 모양으로 결합하여 **몸과 마음의 균형을 유지하고 집중력을 높이는 데** 도움을 줍니다. 전통적으로 요가 무드라는 손을 허벅지 위에 두고 편안히 놓는 형태로 수행되며, 이는 **에너지를 내면으로 집중**시키고 고요함을 유지하는 데 효과적입니다.

1. 심신 이완에 도움이 되는 손동작(무드라)

(1) 지안 무드라(Gyan Mudra) ― 지혜와 내면의 고요함

- **방법**: 양손 엄지와 검지를 가볍게 맞대고 나머지 손가락은 펴서 허벅지 위에 올립니다. 손바닥이 위로 향하도록 하면 내면의 평온함과 집중을 얻는 데 도움이 됩니다.

- **효과**: 지안 무드라는 내면의 고요함과 명료함을 불러일으키며, 명상할 때 집중력을 높이고 마음을 안정시키는 데 도움을 줍니다. 심신의 균형과 고요를 원할 때 유용한 무드라입니다.

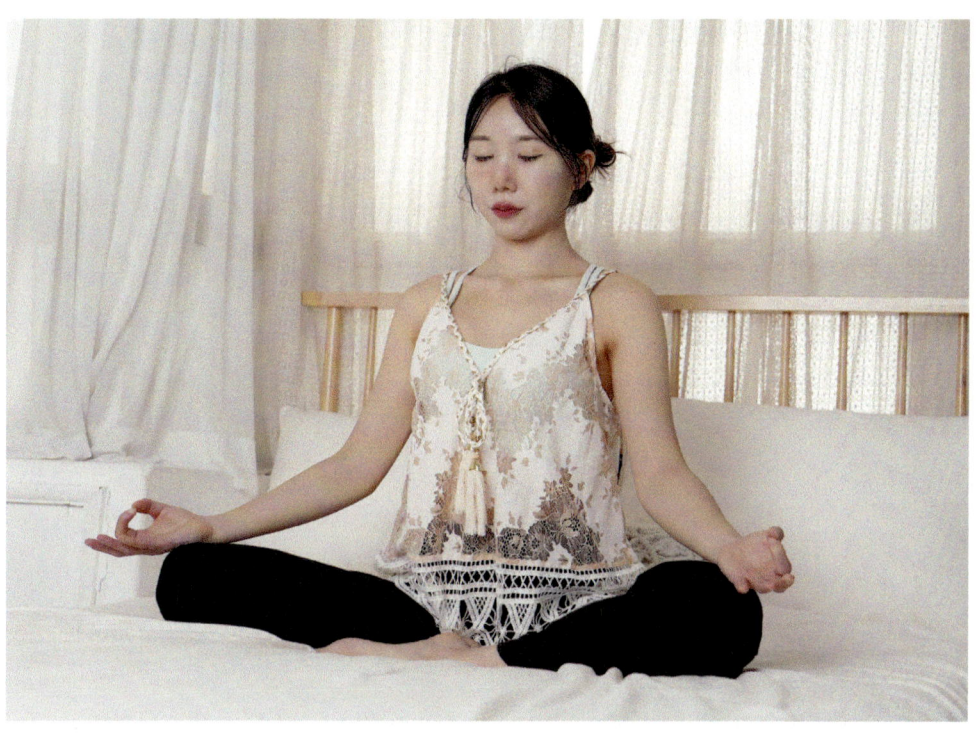

(2) 디야나 무드라(Dhyana Mudra) — 깊은 명상과 집중

- **방법**: 양손을 겹쳐서 무릎 위에 놓고, 엄지끼리 맞대어 둥근 모양을 만듭니다.

- **효과**: 디야나 무드라는 마음의 평온함을 깊게 유도하고, 내면에 집중하여 명상의 깊이를 더해 줍니다. 내면의 고요를 찾고 마음을 차분히 이완할 때 유용합니다.

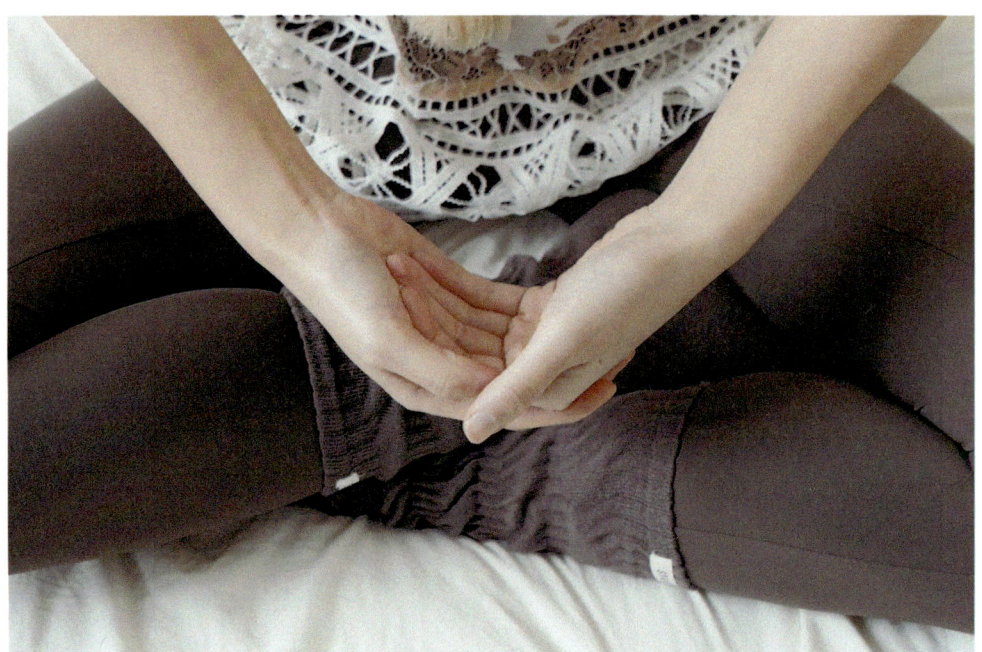

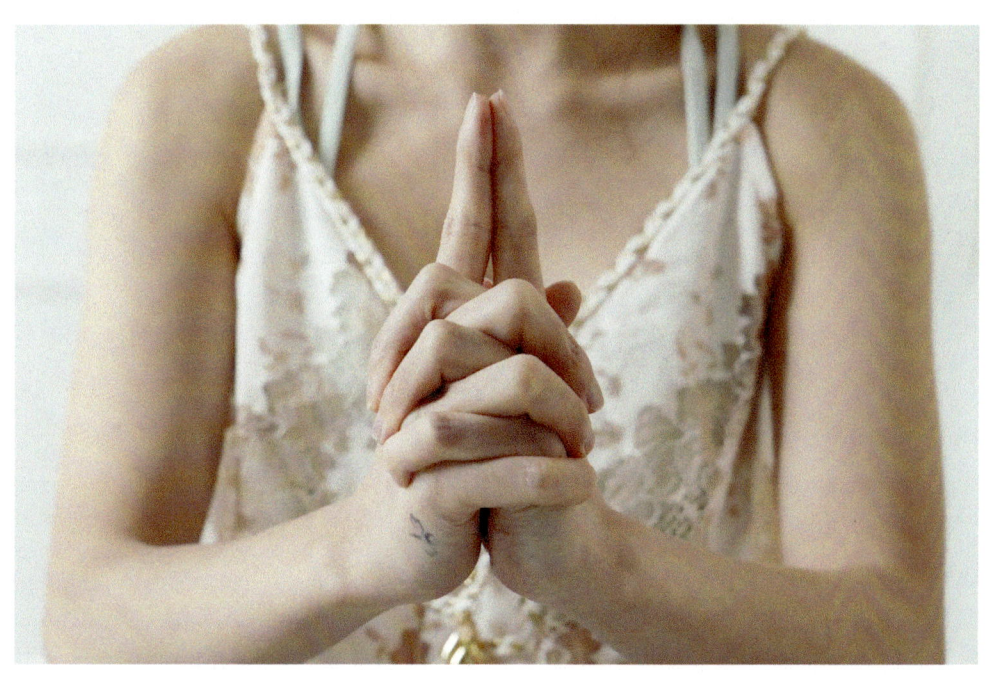

(3) 칼리 무드라

- **방법**: 엄지와 중지가 서로 닿게 하고 손가락을 위로 향하게 합니다.

- **효과**: 내면의 평화와 안정을 촉진하는 데 도움이 됩니다.

(4) 아파나 무드라

- **방법**: 엄지와 중지를 서로 붙이고 손가락을 아래쪽으로 향하게 합니다.

- **효과**: 소화를 돕고 몸의 독소를 제거해 건강한 몸과 마음을 유지하는 데 도움이 됩니다.

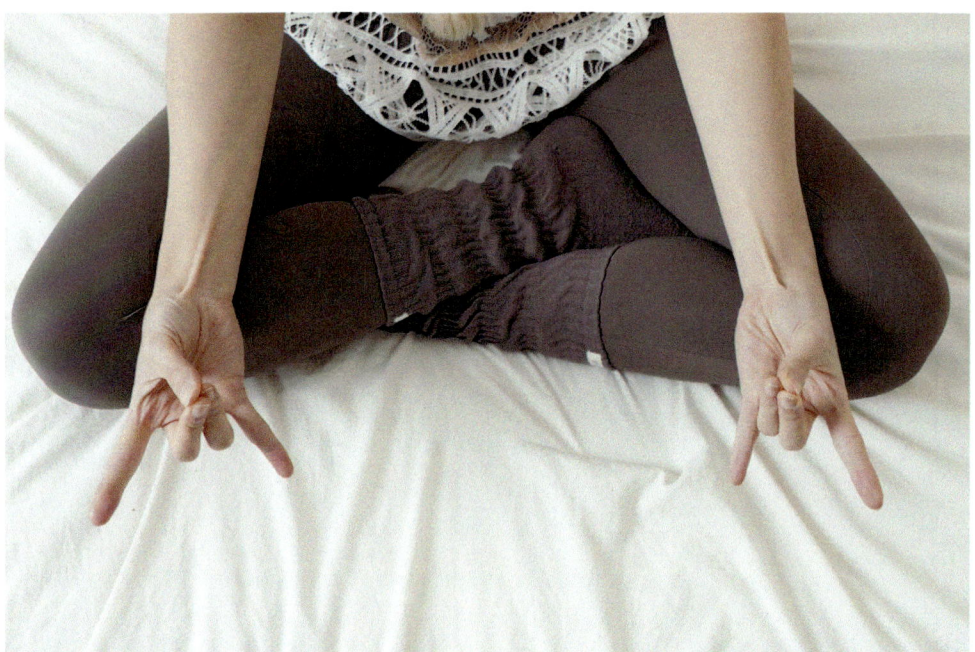

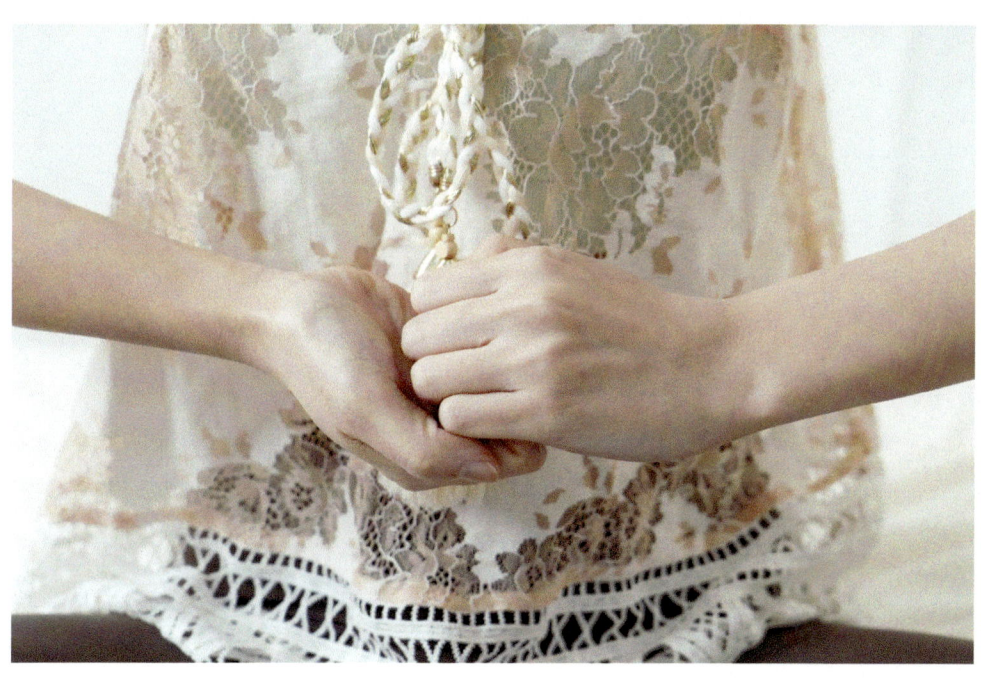

(5) 가네샤 무드라

- **방법**: 왼손과 오른손을 맞잡아 손등과 손바닥이 보이게 합니다.

- **효과**: 용기와 자신감을 향상시켜 줍니다.

(6) 하키니 무드라

- **방법**: 손가락을 모두 펴 손가락 끝을 서로 붙입니다.

- **효과**: 혈관과 신경 자극을 통해 뇌의 활발한 작용과 집중력 향상에 도움이 됩니다.

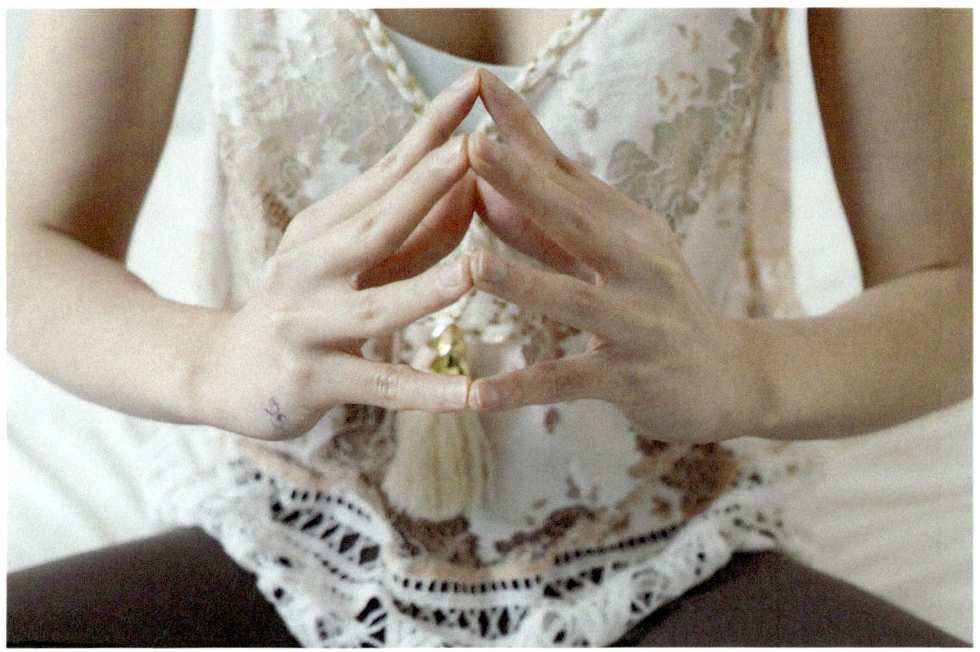

✨ 침대와 맞닿는 촉감으로 안정감 느끼기

✨ 심호흡과 이완 연결하기: 숨에 따라 긴장을 내보내기

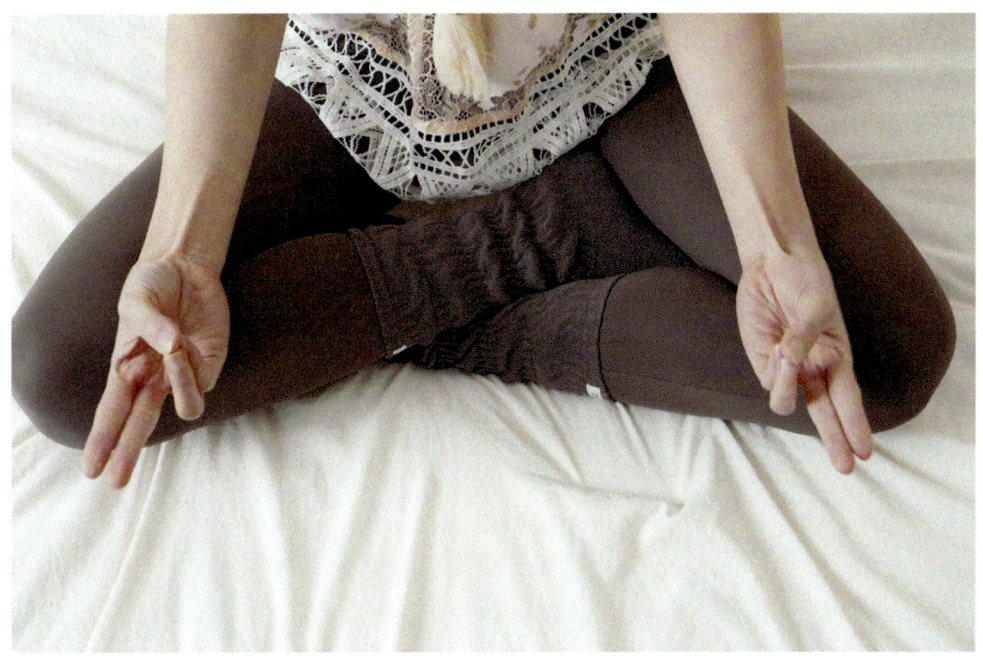

(7) 프라나 무드라(Prana Mudra) — 활력과 생명 에너지

- **방법**: 엄지와 새끼손가락, 약지를 가볍게 맞대고 나머지 손가락은 펴서 허벅지 위에 놓습니다.

- **효과**: 프라나 무드라는 심신의 활력을 높이며, 스트레스 완화와 안정감 유지에 도움을 줍니다. 피로를 풀고 편안한 상태를 유도할 때 유용합니다.

2. 심신의 온도 조절을 돕는 이완

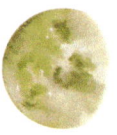

기온과 몸의 온도를 적절히 낮춰 수면 준비

꿀잠요가를 할 때는 **몸의 긴장을 완화하고 수면 준비를 돕기 위해 비교적 낮은 강도와 편안한 환경**에서 하는 것이 좋습니다. 꿀잠요가는 몸의 이완과 심리적 안정을 목적으로 하기 때문에 **온도는 약간 서늘한 18~20°C** 정도가 적합하며, 몸이 서서히 이완되고 체온이 낮아지는 환경에서 더 쉽게 수면 준비 상태에 들어갈 수 있습니다.

꿀잠요가를 할 때의 적정 온도와 환경

1. **적정 온도**: 요가를 할 때 방 온도를 18~20°C로 유지하면, 몸이 과도하게 열을 받지 않고 이완하기에 적합합니다.

2. **느린 호흡과 부드러운 동작**: 천천히 호흡하며 부드러운 요가 동작(나비 자세, 다리 위로 올리기 자세 등)을 수행하면, 몸이 서서히 이완되면서 자연스럽게 체온이 약간 낮아져 수면 준비에 도움이 됩니다.

3. **조도 낮추기**: 수면 호르몬 멜라토닌이 잘 분비될 수 있도록 방의 조도를 낮추고, 아로마나 은은한 조명으로 편안한 환경을 조성합니다.

결론

꿀잠요가는 18~20°C 정도의 서늘한 온도에서 부드럽고 이완된 상태로 수행하는 것이 이상적입니다.

편안한 속삭임 명상: 마음을 고요하게

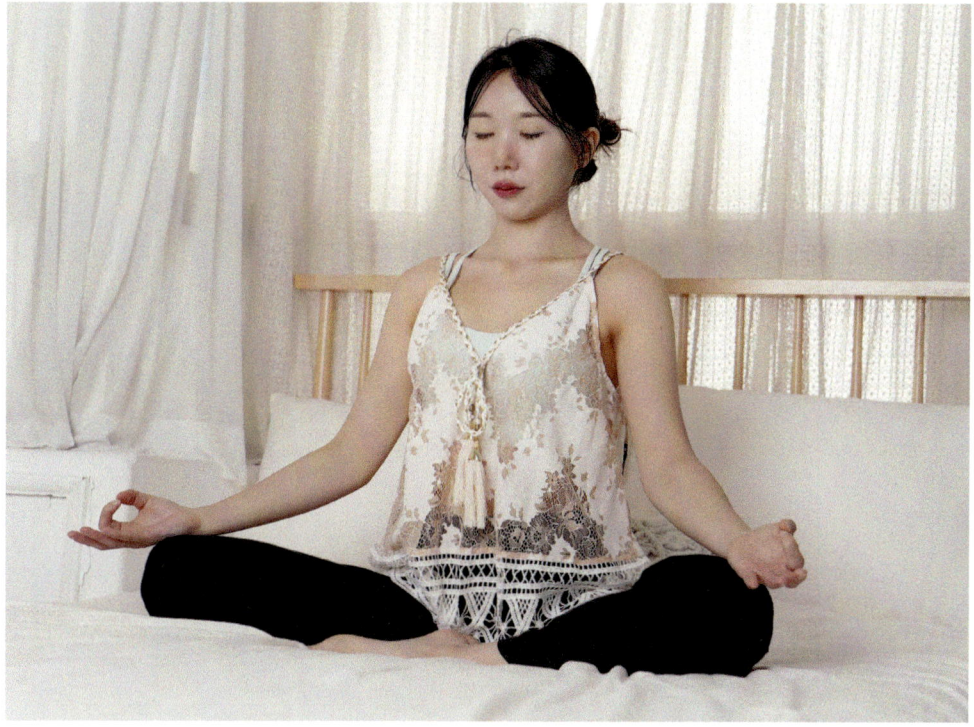

자리에 편안하게 앉습니다.

1. 속삭임 명상이란?

속삭임 명상은 마음을 안정시키기 위해 **자신의 목소리로 부드럽고 낮은 속삭임을 반복하는 명상법**입니다. 이 속삭임은 평소 떠오르는 잡생각이나 불안한 감정을 줄이고, 몸과 마음을 하나로 집중시키는 효과가 있습니다. 또한 속삭임을 통해 자신에게 긍정적인 메시지를 전달하거나 호흡에 집중하게 되면서, 깊은 내면의 평화를 느낄 수 있습니다.

2. 속삭임 명상의 단계

속삭임 명상은 다음의 간단한 단계로 실천할 수 있습니다.

(1) 조용한 환경에서 시작하기

조용하고 방해받지 않는 공간에 앉거나 누워서, 몸과 마음을 편안하게 합니다. 편안한 자세로 등을 곧게 펴고, 눈을 감고 호흡을 고르게 합니다. 이때 주변의 소음을 최소화하여 자신의 속삭임에만 집중할 수 있도록 합니다.

(2) 마음을 차분하게 하는 속삭임 반복

마음이 차분해질 때까지, 스스로에게 부드럽게 속삭입니다. 속삭임의 내용은 "괜찮아", "평온해져", "모든 것이 괜찮아질 거야"와 같이 자신을 안심시키거나 고요하게 하는 문구를 선택하는 것이 좋습니다. 속삭임은 마음의 긴장을 풀고, 자신에게 긍정적인 에너지를 주는 효과가 있습니다.

(3) 호흡과 속삭임을 결합하기

속삭임과 함께 천천히 호흡을 맞춰 봅니다. 예를 들어 숨을 들이쉬면서 "고요하게"라고 속삭이고, 내쉬면서 "편안해져"라고 속삭일 수 있습니다. 이렇게 호흡과 속삭임을 결합하면, 호흡에 더 깊이 집중하게 되어 명상 효과가 더 커집니다.

(4) 마음의 평온함을 느끼며 잠시 멈추기

몇 분간 속삭임을 반복한 후, 잠시 속삭임을 멈추고 고요함 속에서 자신의 감정을 느낍니다. 이때 자신에게 다가오는 평온함과 편안함을 온전히 느끼며, 내면의 평화가 깃드는 것을 인식합니다.

3. 마음을 고요하게 하는 명상법

마음을 고요하게 하기 위해서는 속삭임 명상 외에도 다음과 같은 방법들을 활용할 수 있습니다.

(1) 의식적인 호흡 명상

호흡에 집중하여 들이쉬고 내쉬는 과정을 의식하는 것은 마음을 고요하게 하는 데 매우 효과적입니다. 숨을 들이쉴 때마다 신선한 에너지가 들어오고, 내쉴 때마다 긴장과 불안이 나간다고 상상하며 마음의 안정을 찾습니다.

(2) 몸 스캔 명상

몸의 각 부위를 차례대로 의식하며 이완하는 방법입니다. 머리부터 발끝까지 주의를 옮겨 가며 몸이 편안하게 느껴지는지 확인하고, 긴장이 있는 부위는 의식적으로 이완합니다. 몸의 감각에 집중하면 생각이 가라앉고 내면의 고요함을 느낄 수 있습니다.

(3) 긍정적인 문구 반복(만트라 명상)

"평온해", "안전해", "여기 이 순간에 집중해"와 같은 긍정적인 문구를 반복하여, 마음이 다른 생각으로 흐르지 않도록 합니다. 이 문구는 속삭임 명상과 결합할 수도 있으며, 마음이 분산되지 않게 중심을 잡아 줍니다.

4. 속삭임 명상의 효과

속삭임 명상과 마음을 고요하게 하는 명상법은 **심신의 안정**, **스트레스 완화**, **긍정적 에너지 강화**에 도움이 됩니다. 특히 속삭임은 신경계를 진정시키고, 부드럽고 안정적인 리듬을 통해 마음의 평온함을 찾는 데 효과적입니다. 규칙적으로 실천하면 집중력과 자기 인식이 높아지고, 하루를 평온하게 마무리할 수 있는 힘이 생깁니다.

3.
골반과 허리의 깊은 이완 요가

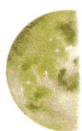

골반저근, 고관절, 엉덩이 근육을 풀어 주는 자세들

① 누워서 왼쪽 무릎을 접고, 왼손으로 무릎을 아래로 지긋이 누릅니다.
② 들숨에 왼손을 왼 다리 위에 올리고, 날숨에 허벅지 안쪽 내전근이 길어지는 느낌으로 내립니다.
③ 반대쪽도 똑같이 진행합니다.

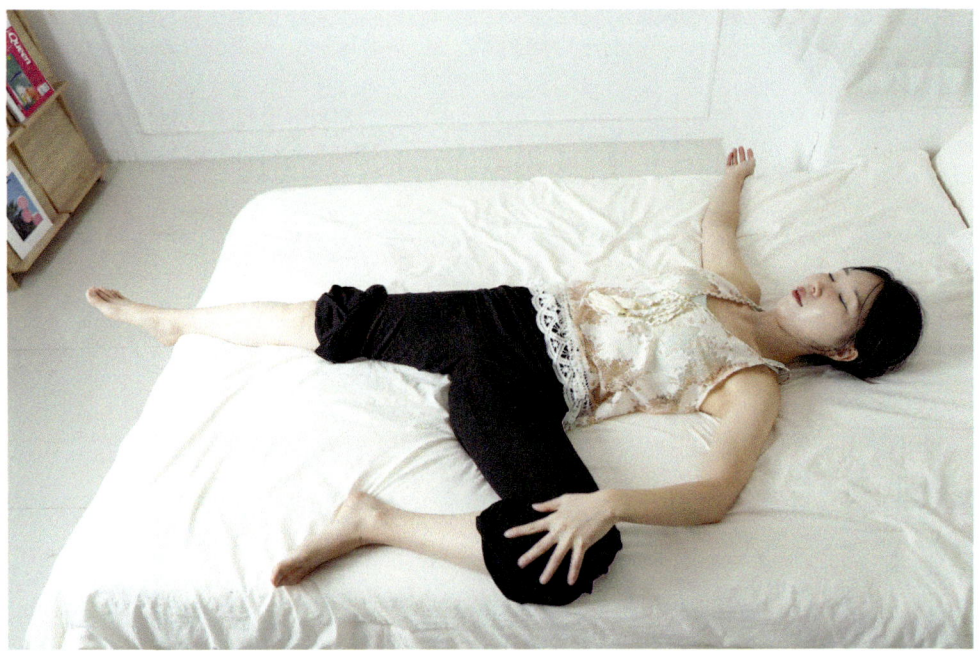

① 어깨 아래로 팔꿈치를 내리고 무릎을 ㄱ 자로 만들어 무릎을 좌우로 엽니다.
② 들숨에 골반을 바닥으로 내리며 가슴을 들어 올립니다.
③ 날숨에 어깨를 골반 쪽으로 내려 목이 길어지게 합니다.

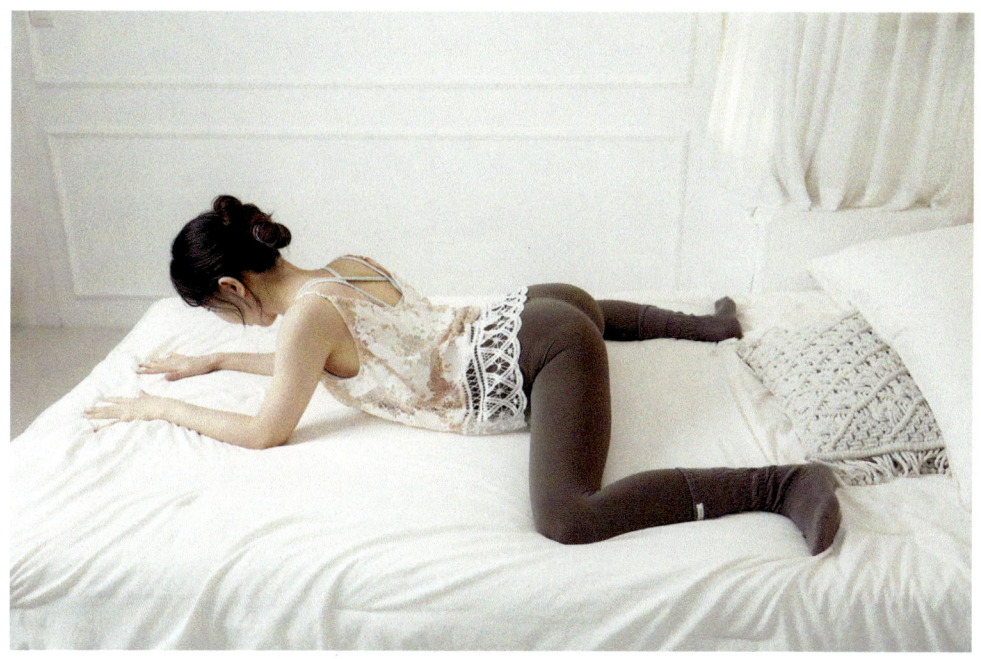

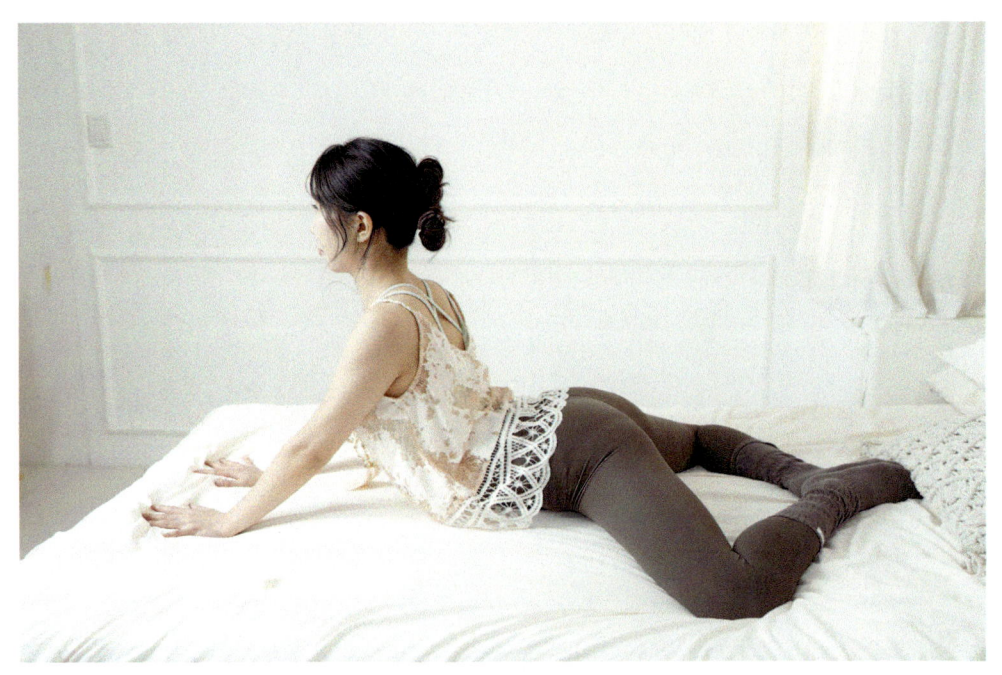

① 엎드려 누워 무릎을 마름모 모양으로 접고 발바닥을 합족하여 상체를 일으킵니다.
② 들숨에 합족한 발바닥을 아래로 내리며 골반을 내립니다.
③ 날숨에 손으로 침대나 바닥을 밀어 내며 상체를 들어 올립니다.

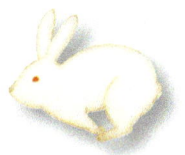

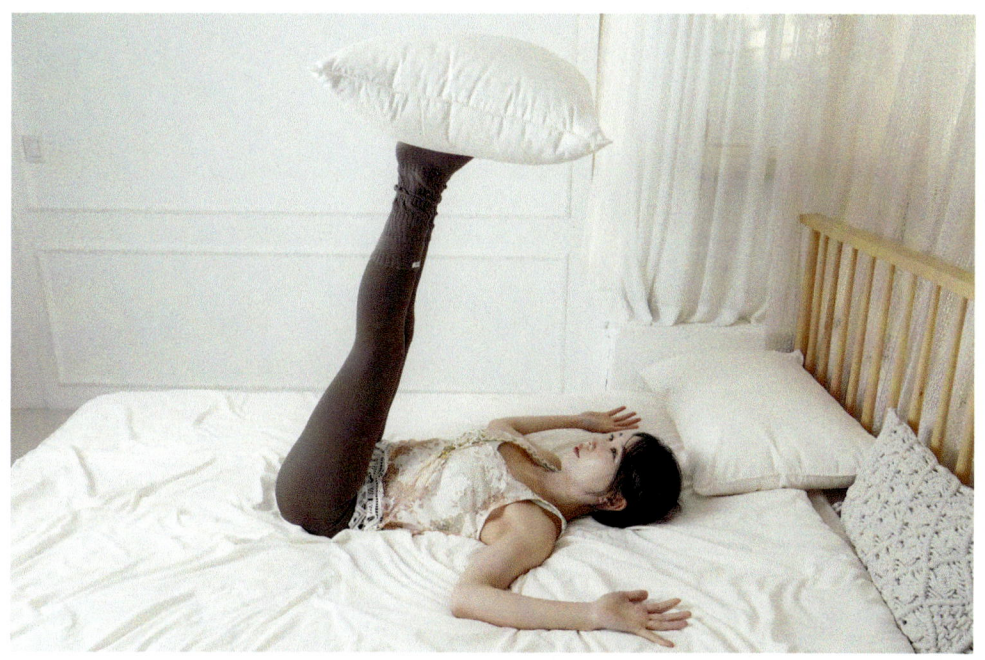

① 누워서 다리를 위로 올리고 골반저근이 부드럽게 이완되는 자극을 느낍니다.

② 들숨에 팔꿈치가 뜨지 않게 고정하고 다리를 하늘로 폅니다.

③ 날숨에 무릎을 살짝 구부려 복부의 힘을 느낍니다.

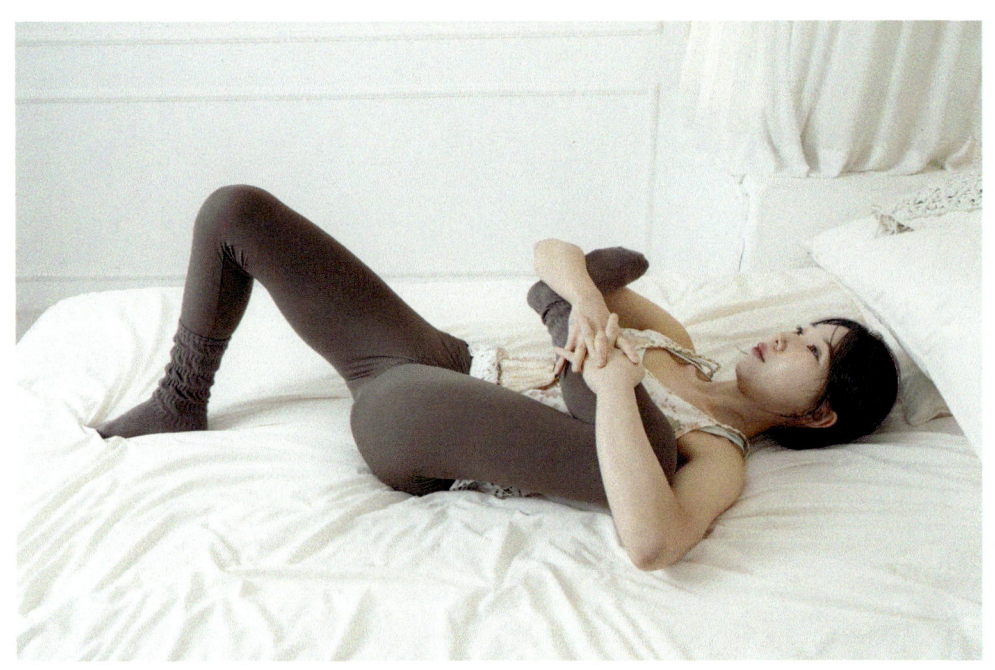

① 누워서 오른 다리를 안으로 구부려 직각으로 만듭니다.
② 들숨에 깍지를 껴 오른 다리를 감싸고, 날숨에 다리를 상체 쪽으로 당깁니다. 이때 고관절과 둔근의 이완을 느낍니다.
③ 반대쪽도 똑같이 진행합니다.

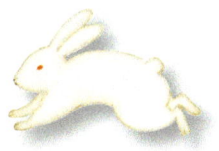

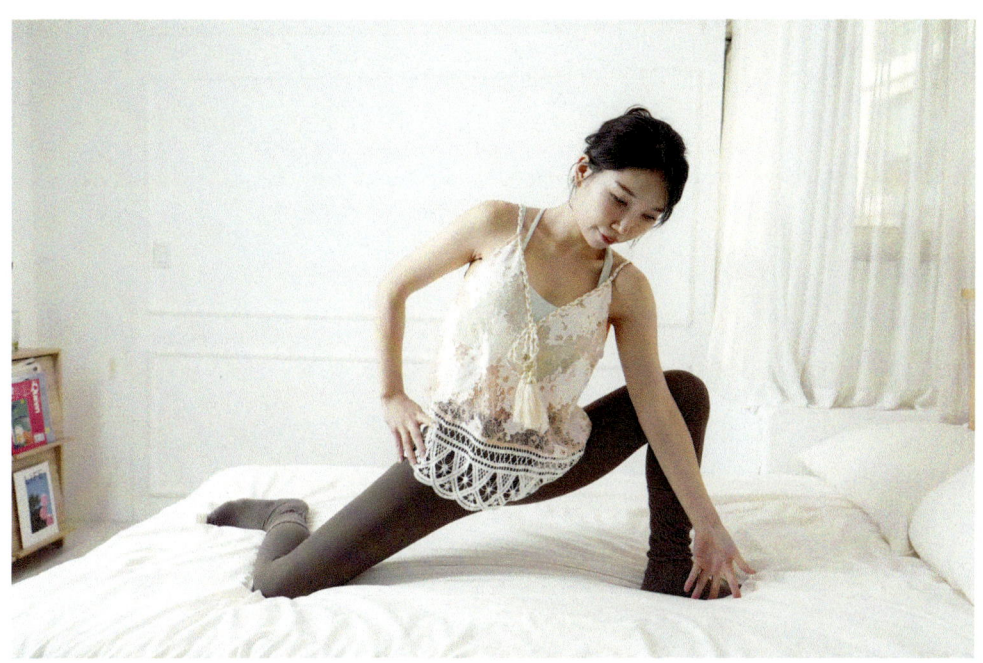

① 오른쪽 무릎을 뒤로 접어 발목을 아래에 두고, 왼쪽 무릎을 앞으로 접어 발바닥을 지면에 놓아 줍니다.
② 들숨에 상체를 세우고 날숨에 골반을 아래로 내리며 세워져 있는 왼쪽 무릎 방향으로 몸을 조금씩 기울입니다.
③ 반대쪽도 똑같이 진행합니다.

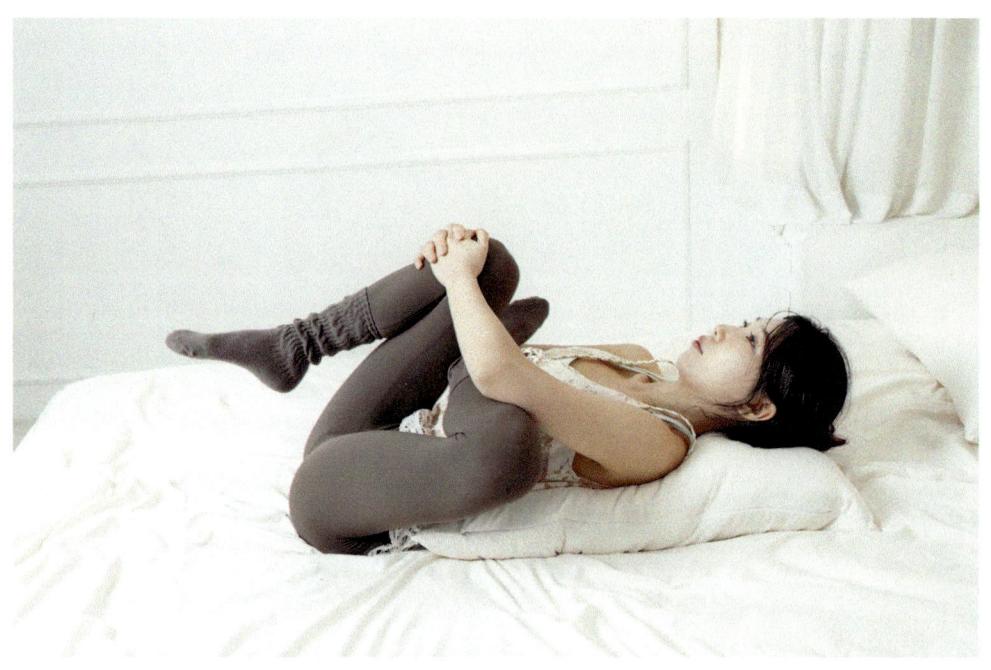

① 누워서 오른쪽 허벅지 위에 왼쪽 발목을 올리고 깍지를 껴 오른쪽 무릎을 감싸안습니다.
② 들숨에 두 손으로 오른쪽 무릎을 잡고, 날숨에 무릎을 가슴 쪽으로 당깁니다.
③ 반대쪽도 똑같이 진행합니다.

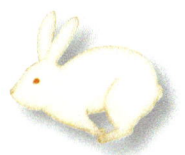

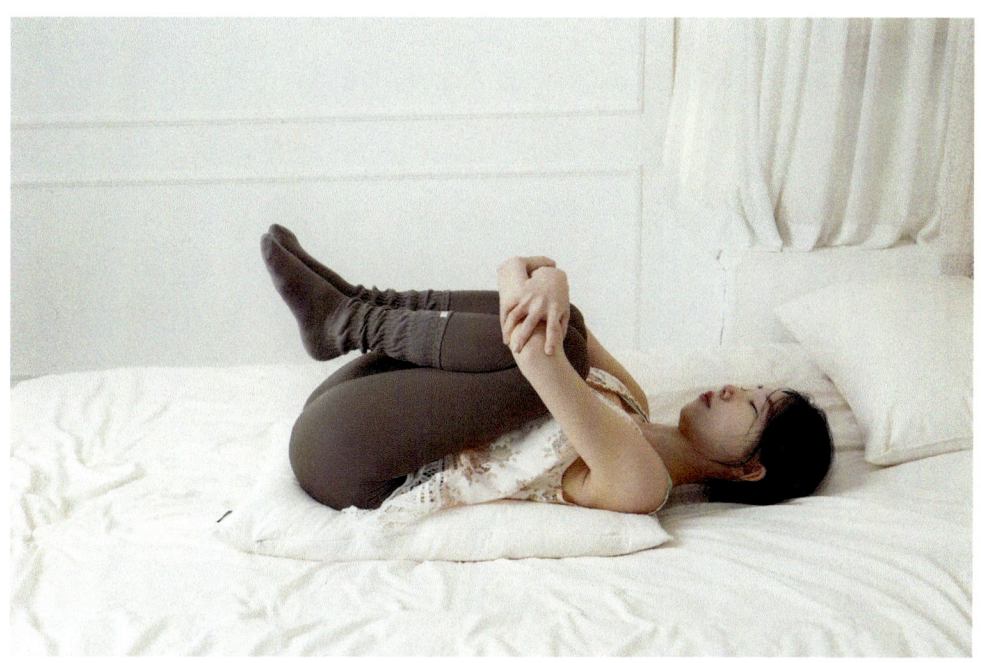

① 두 팔로 다리를 감싸안고 무릎을 당깁니다.
② 들숨에 무릎을 안아 날숨에 상하체가 가까워지게 합니다. 이때 고관절과 허리의 편안함
   을 느낍니다.
③ 반대쪽도 똑같이 진행합니다.

허리의 긴장을 풀어 주는 장요근이완, 요방형근 스트레칭 자세들

① 이마를 아래에 두고 엎드린 채 두 손으로 발등을 잡습니다.
② 들숨에 두 손으로 발목을 잡은 채로 가슴과 허벅지를 위로 들어 올립니다.
③ 날숨에 내려오고 들숨에 다시 들어 올립니다.

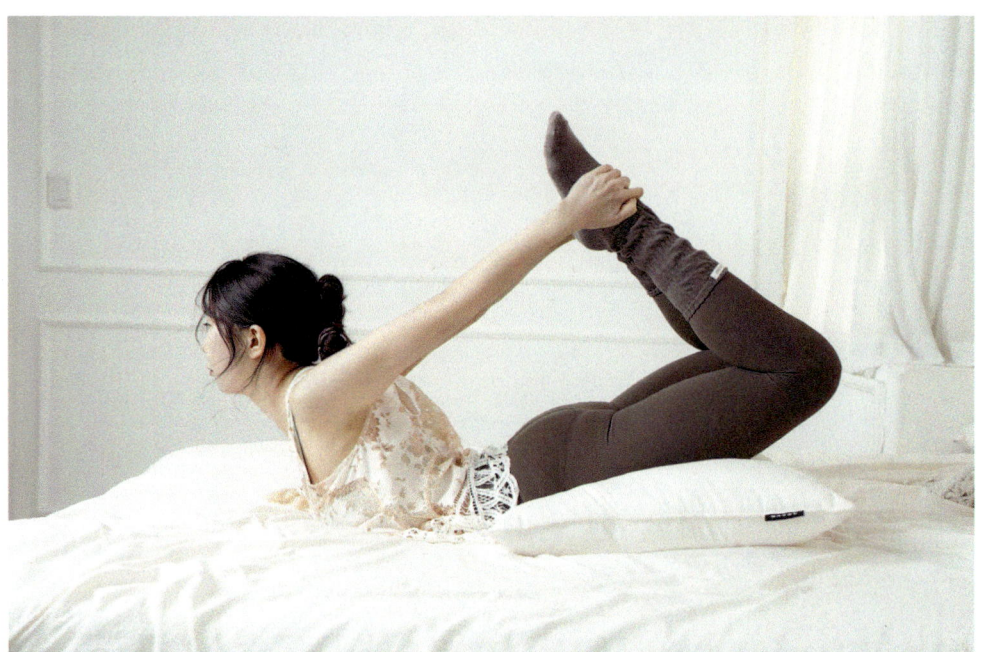

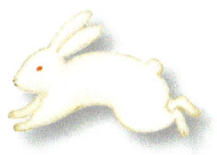

① 양팔을 옆으로 벌려 다리를 한쪽으로 비틀어 회전합니다.
② 들숨에 양팔 옆으로 왼 다리를 위로 들어 올리고, 날숨에 왼 다리를 뒤로 보냅니다.
③ 반대쪽도 똑같이 진행합니다.

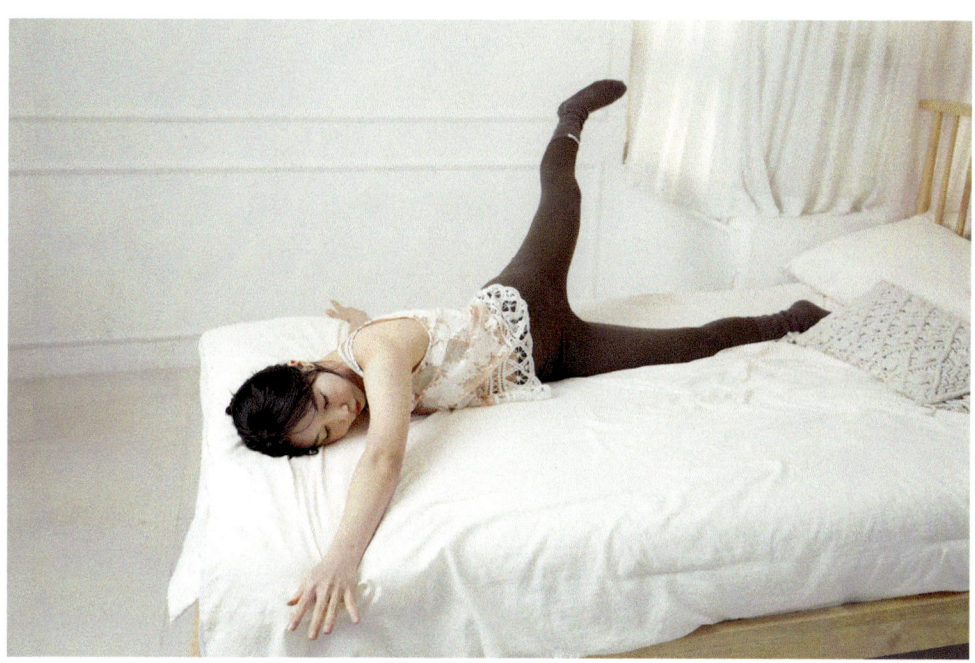

① 왼 다리를 앞으로 가져오고 오른 다리를 뒤로 보내 골반 균형을 맞춥니다.
② 들숨에 왼쪽 무릎을 직각으로 구부려 오른 다리를 뒤로 펴고, 날숨에 골반을 바닥으로 낮추며 장요근이 길어지게 합니다.

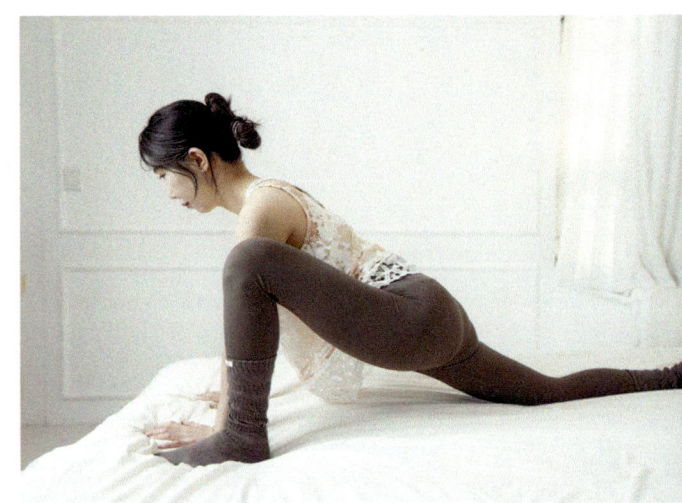

③ 가능하면 팔꿈치를 구부려 아래에 내려놓고 더 깊게 장요근을 이완합니다.

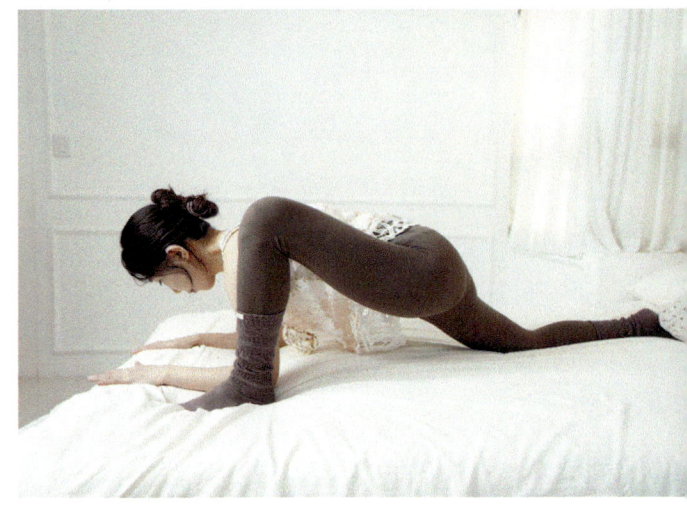

4. 신경계 안정과 호르몬 조절을 돕는 동작

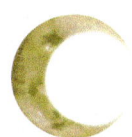

장요근 스트레칭을 통해 신경계 이완하기

'허리의 긴장을 풀어 주는 장요근이완, 요방형근 스트레칭 자세들'(84~86쪽) 참조

편안한 상태로 세로토닌과 멜라토닌 분비 유도

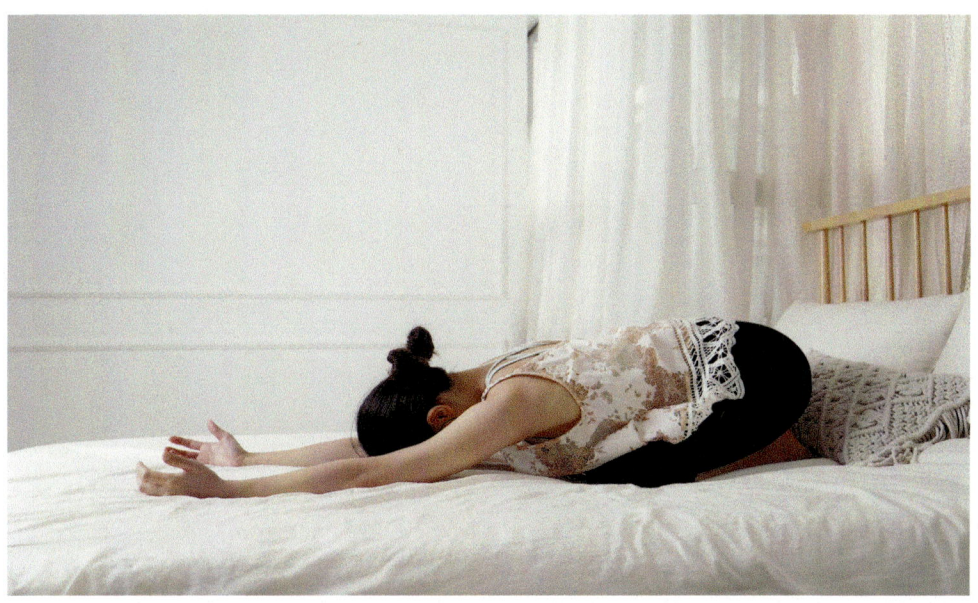

① 무릎을 구부려 엉덩이를 뒤꿈치 위에 올리고 이마를 아래에 내려놓습니다.
② 들숨에 척추가 넓어지며 간격을 넓히고, 날숨에 가슴을 편안하게 아래로 내려놓습니다.

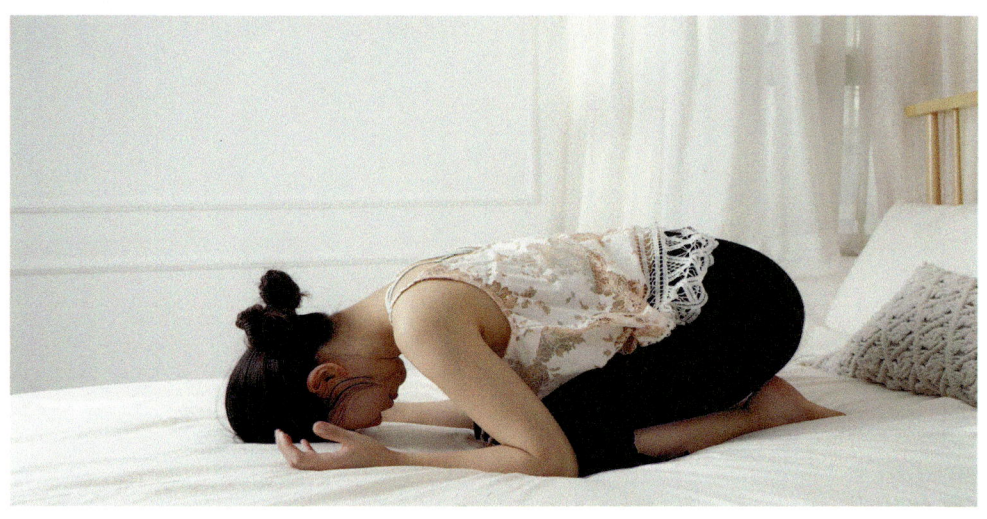

팔을 펴는 게 어려우시면 팔꿈치를 구부려 진행합니다.

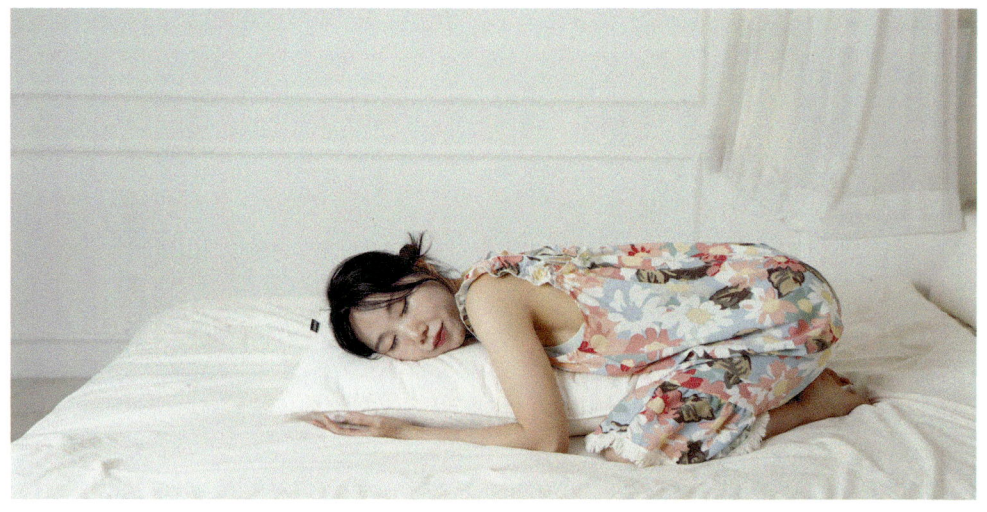

엉덩이가 공중에 떠서 불편함을 느끼시는 분들은 베개를 가슴 아래에 두고 편안하게 진행합니다.

흔들기 자세(Rocking Pose): 긴장 완화와 뇌의 진정 효과 유도

'모관 운동'(38쪽) 참조

5.
잠을 잘 자는 사람들의 요가적 습관

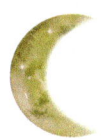

잘 자는 사람들의 요가와 이완 습관 사례

1. 직장인 A씨 — 저녁 요가와 복식 호흡으로 수면의 질 개선

A씨는 광고 회사에 다니며 바쁜 일정을 소화하느라 매일 스트레스를 많이 받았습니다. 밤에도 일과 관련된 생각이 계속 떠올라 수면의 질이 떨어지는 일이 많았습니다. 그는 수면 문제를 해결하기 위해 매일 저녁 **10분간의 요가와 복식 호흡**을 실천하기 시작했습니다.

- **실천 방법**: 매일 저녁, 자기 전 나비 자세와 비둘기 자세 같은 간단한 요가 동작을 수행하고, 요가를 마친 후 사바아사나에서 복식 호흡을 5분간 진행했습니다.

- **효과**: "요가를 하고 나서 몸과 마음이 차분해지는 느낌을 받았고, 복식 호흡을 통해 생각이 점차 가라앉아 잠들기 쉬워졌다"라며, 이전보다 깊고 편안하게 잠들 수 있었다고 합니다.

2. 학생 B씨 — 4-7-8 호흡법과 다리 위로 올리기 자세로 불면증 완화

B씨는 학업 스트레스로 인해 밤에 쉽게 잠들지 못하고, 잠에서 자주 깨는 불면증을 경험했습니다. 친구의 추천으로 **4-7-8 호흡법과 다리 위로 올리기 자세(Legs Up the Wall Pose)**를 자기 전 실천하기로 했습니다.

- **실천 방법**: B씨는 자기 전에 4-7-8 호흡법을 5번 반복한 후, 벽에 다리를 올려서 다리 위로 올리기 자세를 5분간 유지했습니다.

- **효과**: "4-7-8 호흡법을 통해 불안한 마음이 차분해지고, 다리 위로 올리기 자세를 통해 다리의 피로가 풀리면서 마음이 한결 편안해졌다"라고 이야기합니다. 이 습관을 꾸준히 유지한 결과, 이전보다 쉽게 잠들고 밤중에 깨는 일이 줄어들었다고 합니다.

3. 요가 강사 C씨 — 사바아사나와 명상으로 깊은 잠 유도

C씨는 요가 강사로 활동하며 일상적으로 수면의 중요성을 느끼고, 이를 위해 **사바아사나와 간단한 명상**을 실천하고 있습니다. C씨는 수업 후 집에서 몸을 풀고 잠자리에 들기 전, 사바아사나와 명상으로 하루의 피로를 해소하는 시간을 갖습니다.

- **실천 방법**: 자기 전에 5분간 사바아사나에서 몸을 완전히 이완시키고, 편안한 호흡에 집중하는 짧은 명상을 진행합니다.

- **효과**: "사바아사나를 통해 하루 동안 쌓인 긴장과 피로가 풀리며, 명상을 통해 마음이 편안해지는 것을 느꼈다"라고 이야기합니다. 덕분에 매일 잠들기 전부터 몸과 마음이 편안해져 더 깊은 잠을 자게 되었다고 합니다.

4. 사업가 D씨 — 라벤더 아로마와 아기 자세로 수면 개선

사업가 D씨는 잦은 출장과 불규칙한 수면 습관으로 인해 수면의 질이 떨어져 있었습니다. 그는 라벤더 아로마와 함께 아기 자세를 결합한 짧은 이완 루틴을 자기 전에 실천하기 시작했습니다.

- **실천 방법**: 저녁에 조명을 낮추고 라벤더 아로마를 틀어 편안한 환경을 조성한 후, 아기 자세에서 깊은 호흡을 5분간 실천했습니다.

- **효과**: "라벤더 향과 함께 아기 자세를 하면 몸이 편안해지면서 마음이 안정되는 것을 느꼈다"라며, 이 습관을 통해 이전보다 잠드는 시간이 줄고, 잠들기 전 마음이 차분해지는 것을 경험했다고 합니다.

5. 디자이너 E씨 — 낮 동안 스트레칭과 요가로 긴장 완화

E씨는 오랜 시간 앉아서 작업하는 직업 특성상, 저녁에 허리와 고관절에 많은 긴장을 느꼈습니다. 그는 하루 중간에 짧게 스트레칭과 요가를 하여 몸을 풀어 주고, 자기 전에 다리 위로 올리기 자세를 추가하는 루틴을 시작했습니다.

- **실천 방법**: 낮 동안 앉아서 자주 고양이-소 자세와 나비 자세로 몸을 풀어 주고, 자기 전에는 다리 위로 올리기 자세를 통해 하루의 피로를 풀었습니다.

- **효과**: "낮에 간단한 요가와 스트레칭을 하면서 몸의 긴장이 줄어들고, 자기 전에 다리 위로 올리기 자세를 통해 하체의 피로까지 풀리면서 잠들기 쉬워졌다"라고 이야기합니다.

이와 같은 사례들은 요가와 이완법을 통해 신체적 긴장과 정신적 스트레스를 줄이고, 수면 환경을 개선하여 더 깊은 잠에 드는 데 효과적이라는 것을 보여 줍니다.

수면 일지 작성법: 꿀잠요가의 효과 측정하기

1. 수면 일지 작성법

수면 일지는 매일의 수면 패턴과 질을 기록하여, 수면 습관을 개선하는 데 중요한 자료를 제공합니다. 매일의 수면 상태를 체계적으로 기록하고 분석함으로써, 어떤 요인이 수면에 영향을 미치는지 파악할 수 있습니다.

(1) 수면 일지의 기본 항목

아래의 항목을 매일 일지에 기록하는 것이 좋습니다.

- **취침 시간**: 잠자리에 든 시간을 기록합니다.

- **기상 시간**: 아침에 일어난 시간을 기록합니다.

- **전체 수면 시간**: 수면에 든 시간을 포함하여, 전체 수면 시간을 계산합니다.

- **수면의 질**: 자고 일어난 후 개운함이나 피로감을 느낀 정도를 간단히 평가합니다.
    (예: 개운함, 약간 피곤함, 피곤함)

- **깨어난 횟수**: 밤중에 깨어난 횟수와 그 이유(화장실, 꿈 등)를 기록합니다.

- **일일 요가 및 운동 여부**: 잠자기 전 수행한 요가나 운동 루틴이 있으면 기록합니다.

- **수면 환경**: 조명, 소음, 온도, 아로마 향 등 수면 환경의 특성을 기록합니다.

- **특이사항**: 수면에 영향을 미쳤을 수 있는 하루의 스트레스나 사건을 기록합니다.

(2) 수면 일지 작성의 예시

날짜	취침 시간	기상 시간	전체 수면 시간	수면의 질	깨어난 횟수	요가/운동 여부	수면 환경	특이사항
2024-11-12	23:00	06:30	7시간 30분	개운함	1	저녁 요가 15분	조명 낮춤, 라벤더 향 사용	스트레스 적음
2024-11-13	00:00	06:00	6시간	피곤함	2	저녁 요가 없음	조명 켬, 약간 시끄러움	업무 스트레스 많음

2. 꿀잠요가의 효과 측정하기

꿀잠요가의 효과를 측정하려면, **수면 일지와 결합하여 요가를 실천한 날과 그렇지 않은 날의 수면 질을 비교**하는 방법이 유효합니다. 이를 통해 요가가 수면에 긍정적인 영향을 미치는지 객관적으로 확인할 수 있습니다.

(1) 측정 기준 설정하기

- **수면의 질 개선 여부**: 요가를 실천한 날과 실천하지 않은 날의 수면의 질을 비교합니다. 예를 들어, 요가를 한 날의 수면이 더 개운하거나, 중간에 깨는 횟수가 줄어드는지를 확인합니다.

- **깨어난 횟수 비교**: 꿀잠요가를 실천했을 때 깨어난 횟수가 줄어들었다면, 요가가 수면의 연속성에 긍정적인 영향을 준 것이라고 판단할 수 있습니다.

- **수면 시간과 전체 휴식 시간**: 요가를 통해 잠들기까지 걸리는 시간이 줄어들었는지, 전체 수면 시간이 증가했는지를 확인합니다.

(2) 효과 분석하기 1

일지에 기록된 데이터를 일정 기간(예: 2주~1개월) 동안 분석하여, 꿀잠요가의 효과를 종합적으로 평가합니다.

- **개선 패턴 파악**: 수면의 질이 요가 전후로 어떻게 변화했는지 분석하여, **꿀잠요가의 효과**를 종합적으로 평가할 수 있습니다.

(3) 효과 분석하기 2

- **개선 패턴 파악**: 수면의 질이 요가 전후로 어떻게 변화했는지 확인하여 패턴을 파악합니다. 예를 들어, 요가를 실천한 날에 더 깊고 개운한 수면을 경험했다면, 요가가 수면에 긍정적인 영향을 주었다고 판단할 수 있습니다.

- **요가와 수면 환경의 상관관계**: 요가의 효과를 분석할 때 수면 환경, 스트레스 수준 등 다른 요인과 함께 고려합니다. 특정 환경(예: 어두운 조명, 조용한 공간)에서 요가를 실천했을 때 수면의 질이 높아졌다면, 요가와 수면 환경이 함께 작용하여 수면을 개선했을 가능성이 있습니다.

- **요가 종류와 시간에 따른 효과 비교**: 꿀잠요가의 루틴을 다르게 구성해 보면서 효과를 비교합니다. 예를 들어, 나비 자세와 비둘기 자세 같은 이완 요가가 수면의 질에 긍정적이었는지, 또는 명상과 호흡법을 병행했을 때 더욱 효과적이었는지를 파악할 수 있습니다.

(4) 꿀잠요가 실천 후 수면 패턴 비교 예시

날짜	요가 실천 여부	수면의 질	깨어난 횟수	전체 수면 시간	특이사항
2024-11-10	예	개운함	0	8시간	요가 전 복식 호흡 5분
2024-11-11	아니오	피곤함	2	6시간	요가 없음
2024-11-12	예	매우 개운	1	7시간 30분	요가 후 다리 위로 올리기 자세
2024-11-13	예	개운함	1	7시간	사바아사나와 아기 자세 수행
2024-11-14	아니오	약간 피곤	3	6시간 30분	요가 없음

이 데이터를 분석하면, 요가를 실천한 날 수면의 질이 개선되었는지, 중간에 깨어나는 횟수가 줄어들었는지 등을 확인할 수 있습니다.

3. 꿀잠요가 효과를 최대화하기 위한 팁

- **일관된 시간에 요가 실천**: 매일 일정한 시간에 요가를 수행하면, 신체가 자연스럽게 이완되어 일정한 수면 리듬을 형성할 수 있습니다.

- **조용하고 어두운 환경에서 요가 실천**: 빛과 소음은 멜라토닌 분비와 수면에 영향을 미치므로, 편안한 환경에서 이완 요가를 수행하여 몸이 수면 준비 상태로 전환되도록 합니다.

- **자신에게 맞는 요가 동작 선택**: 여러 가지 동작을 시도해 보고, 특히 숙면에 도움이 되는 자세나 호흡법을 찾는 것이 중요합니다.

결론

　수면 일지와 꿀잠요가 효과 측정을 통해 요가가 수면에 미치는 긍정적인 변화를 객관적으로 확인할 수 있습니다. 일지 작성을 통해 수면 패턴과 요가 습관을 체계적으로 관리함으로써, 꿀잠요가의 효과를 높이고 수면의 질을 지속적으로 개선해 나갈 수 있습니다.

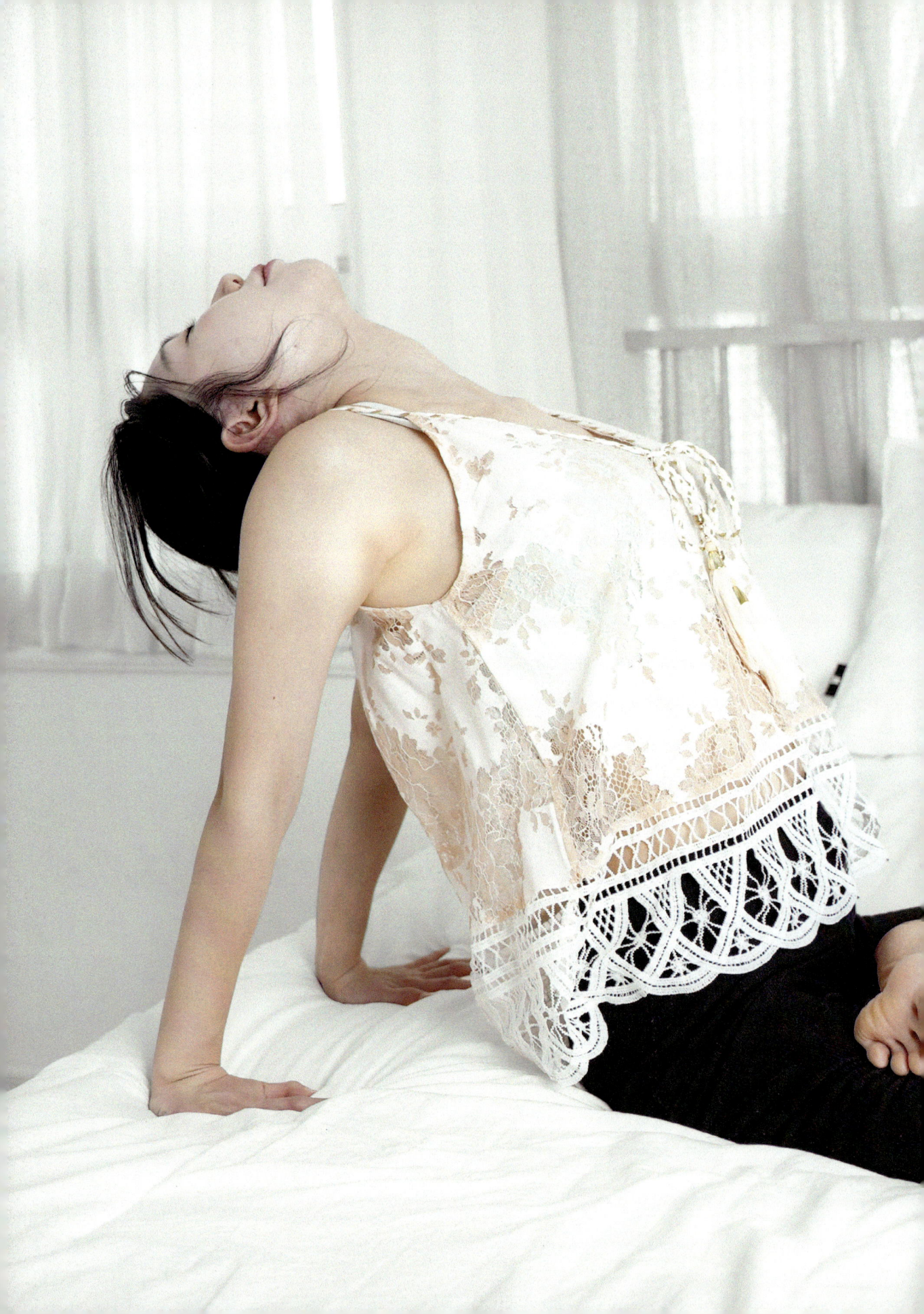

4부

수면 전 꿀잠요가 시퀀스와 호흡법

1.
전신 이완 시퀀스: 냉온 조절 스트레칭

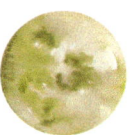

전신의 긴장을 부드럽게 풀어 주는 순차적 이완 동작

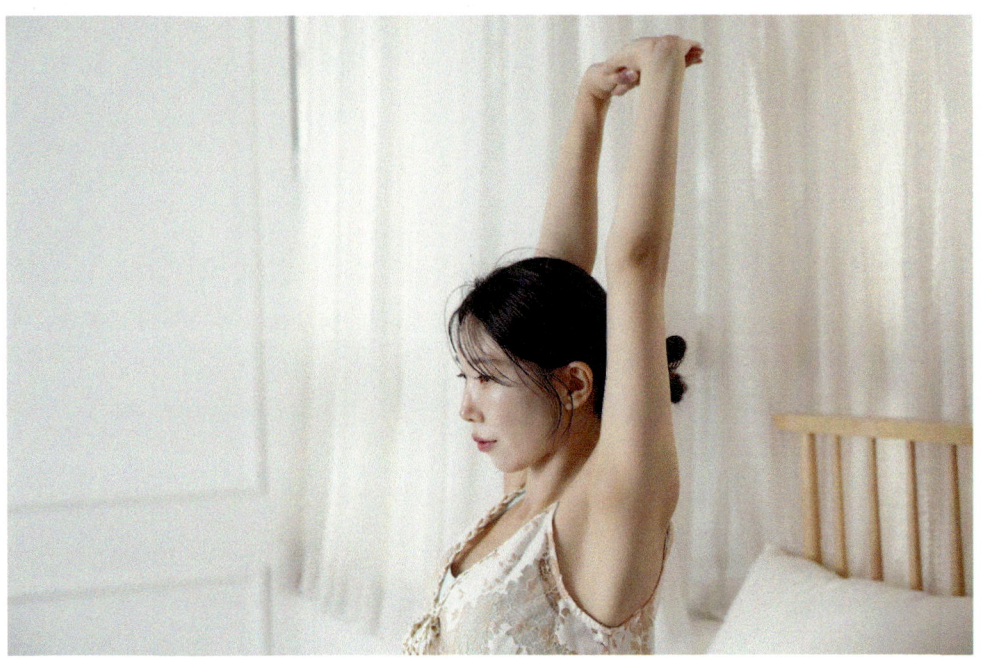

순서1.

① 양손 깍지를 끼고 천장으로 길게 쭉 뻗습니다.

② 들숨에 두 팔을 위로 길게 펴고 어깨도 으쓱 끌어 올립니다.

③ 날숨에 어깨를 아래로 지긋이 낮춥니다.

순서2.

① 두 팔꿈치를 감싸고 머리를 뒤로 밀어 내며 머리 뒤통수부터 골반까지 바르게 수직으로 연결합니다.

② 들숨에 팔꿈치를 감싸고 가슴을 엽니다.

③ 날숨에 팔꿈치를 뒤로 보냅니다.

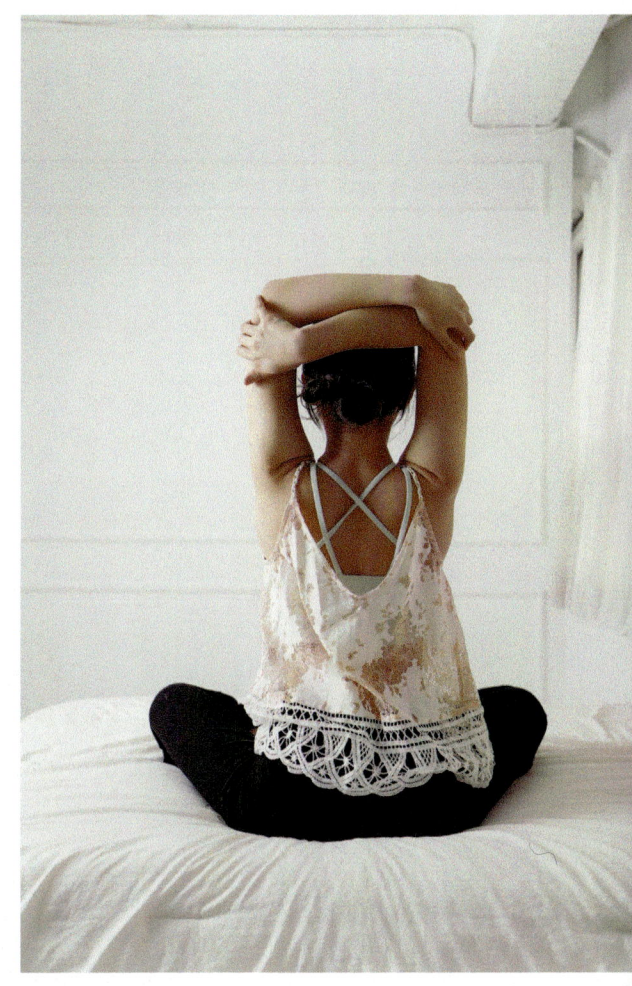

순서3.

① 오른쪽 팔꿈치를 머리 뒤에 걸고 왼쪽으로 상체를 조금씩 기울입니다.

② 들숨에 팔꿈치를 머리 뒤에 고정하고 정면을 바라봅니다.

③ 날숨에 왼쪽으로 상체를 조금씩 기울여 측면으로 내려갑니다.

④ 반대쪽도 똑같이 진행합니다.

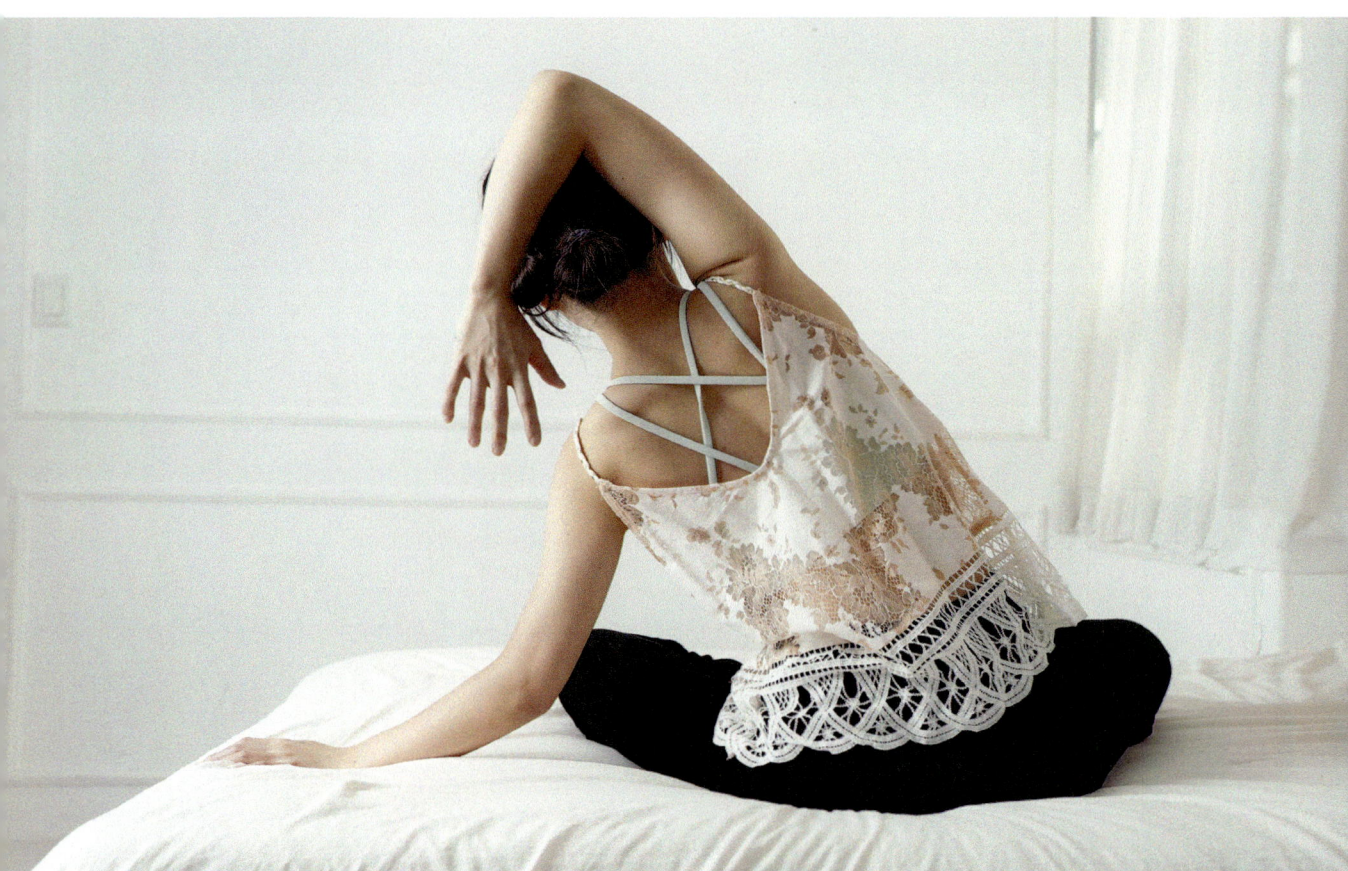

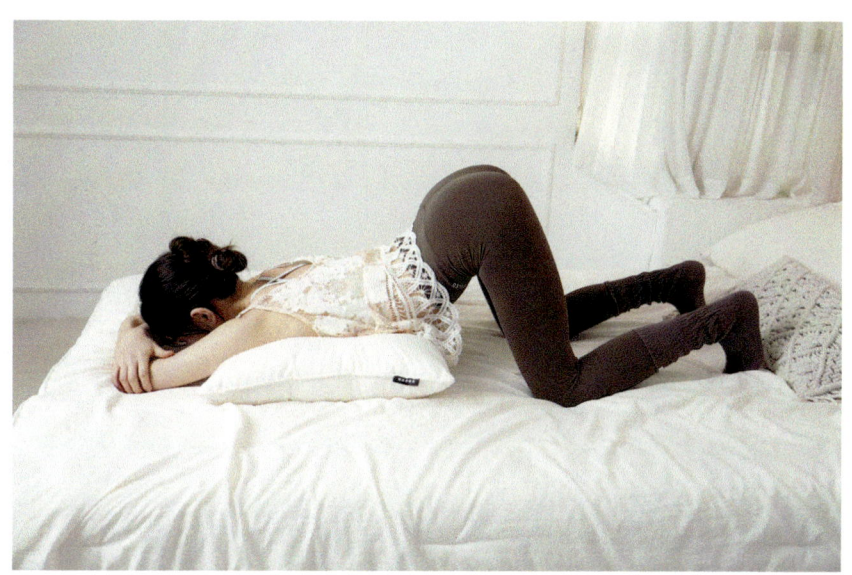

순서4.

① 가슴 아래 배게를 두고 양 팔꿈치를 잡습니다.

② 들숨에 양 팔꿈치를 잡은 채 등을 살짝 끌어 천장 쪽으로 척추를 조금 들어 올립니다.

③ 날숨에 가슴을 바닥으로 부드럽게 내려 봅니다.

순서5.

① 누워서 다리를 직각으로 만들고 무릎을 모아 다리를 측면으로 기울입니다.

② 들숨에 무릎을 모아서 직각으로 만들고 날숨에 오른쪽으로 조금씩 기울이며 허리 쪽에서 자극을 느낍니다.

③ 반대쪽도 똑같이 진행합니다.

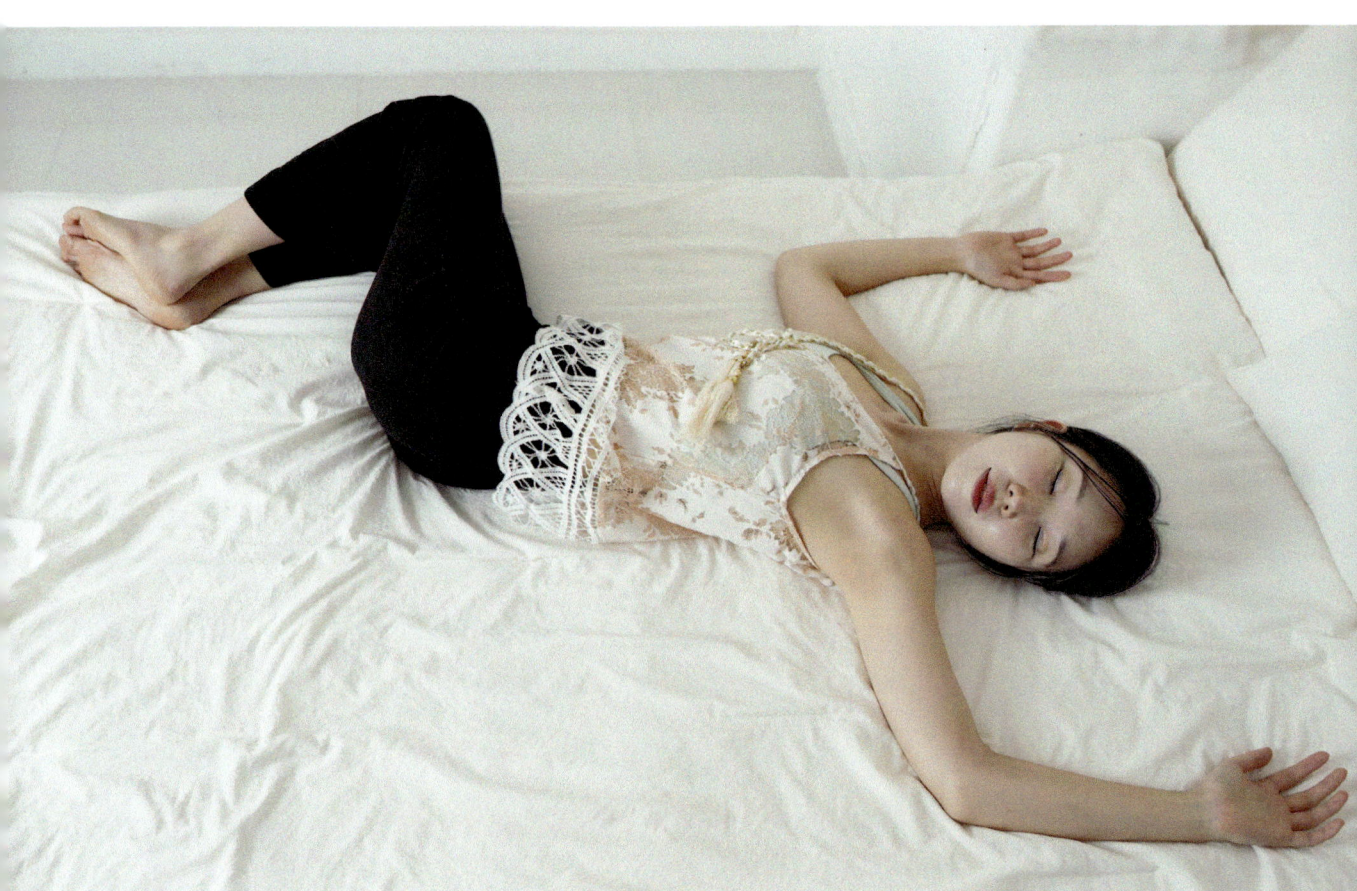

순서6.

① 앉아서 두 다리를 앞으로 펴고 상체를 아래로 기울입니다.

② 들숨에 다리를 모아 상체를 세웁니다.

③ 날숨에 상체를 조금씩 아래 대각선 방향으로 기울입니다.

상체를 기울이는 것이 어렵다면 베개를 허벅지 위에 두고 편안하게 자세를 진행합니다.

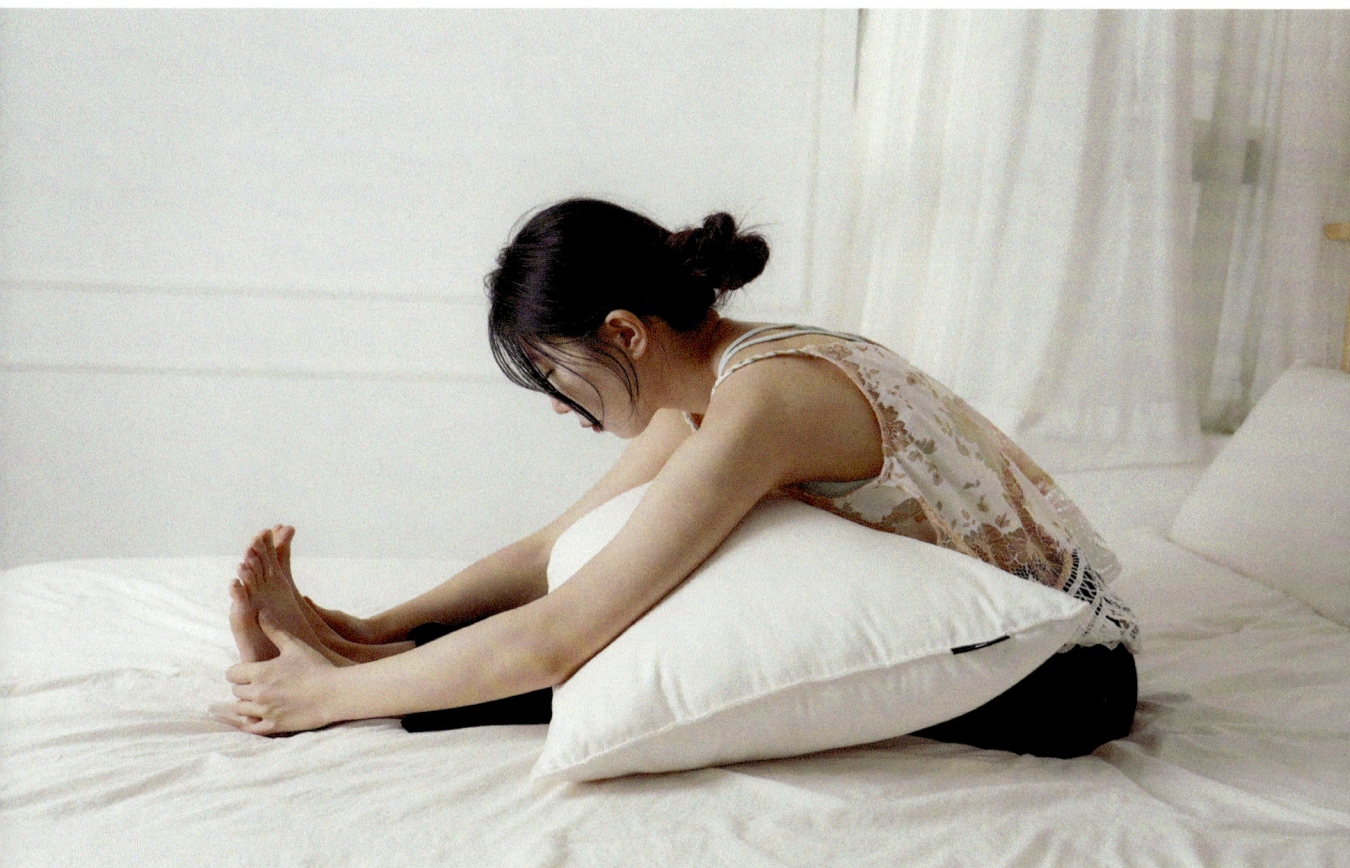

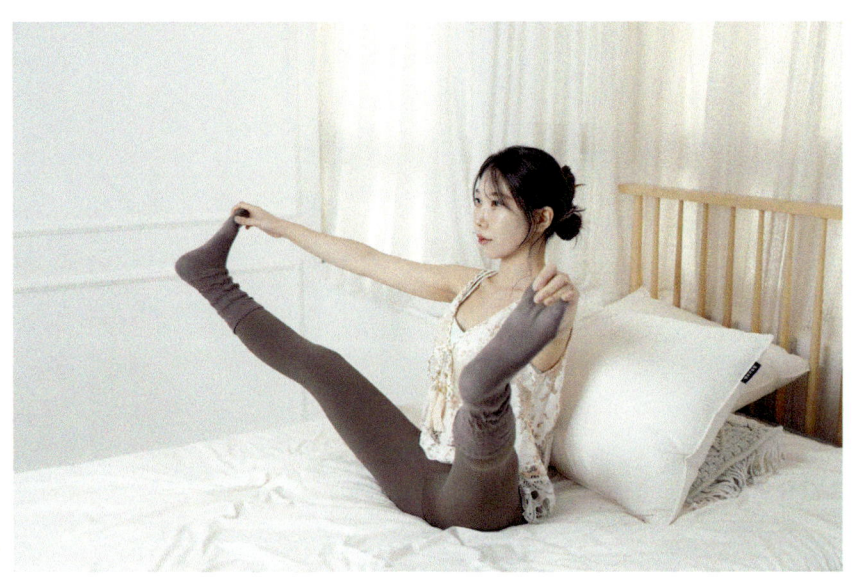

순서7.

① 두 다리를 골반 넓이보다 더 넓게 벌립니다.

② 들숨에 척추를 세우며 두 다리를 하늘로 들어 발끝을 당깁니다.

③ 날숨에 등을 둥글게 살짝 맙니다.

순서8.

① 오른 다리를 안으로 접고 왼 다리를 밖으로 펴 왼쪽으로 상체를 기울입니다.
② 들숨에 오른 다리를 안쪽으로 구부리고 왼 다리를 옆으로 펴 팔을 뻗습니다.
③ 날숨에 왼쪽으로 상체를 기울이며 측면으로 기울입니다.
④ 반대쪽도 똑같이 진행합니다.

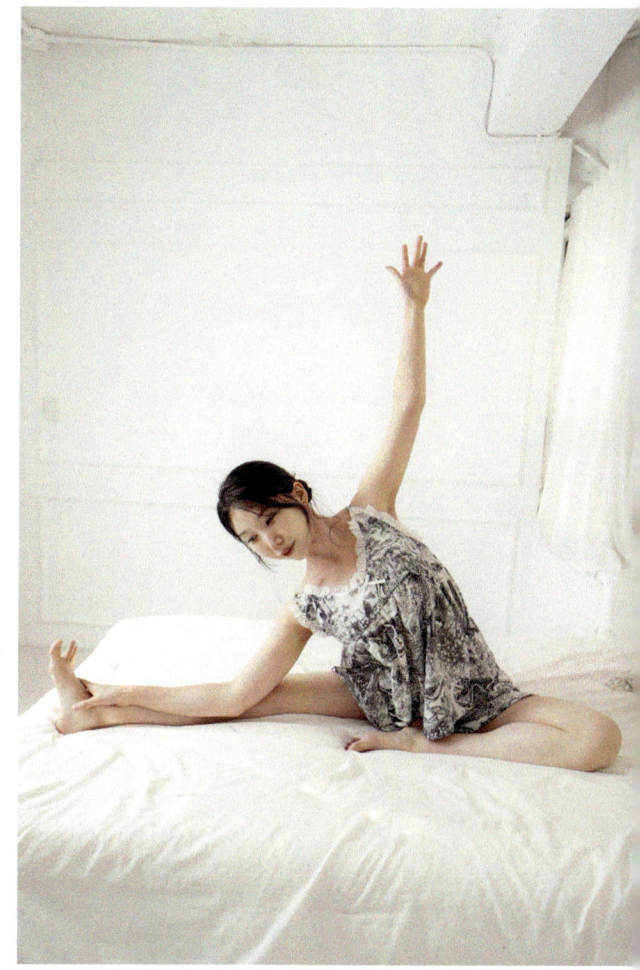

순서9.

① 왼 다리를 반으로 접어 오른쪽 팔꿈치로 당기고 상체를 회전합니다.

② 들숨에 무릎을 감싸고 상체를 바르게 세웁니다.

③ 날숨에 상체를 회전합니다.

④ 반대쪽도 똑같이 진행합니다.

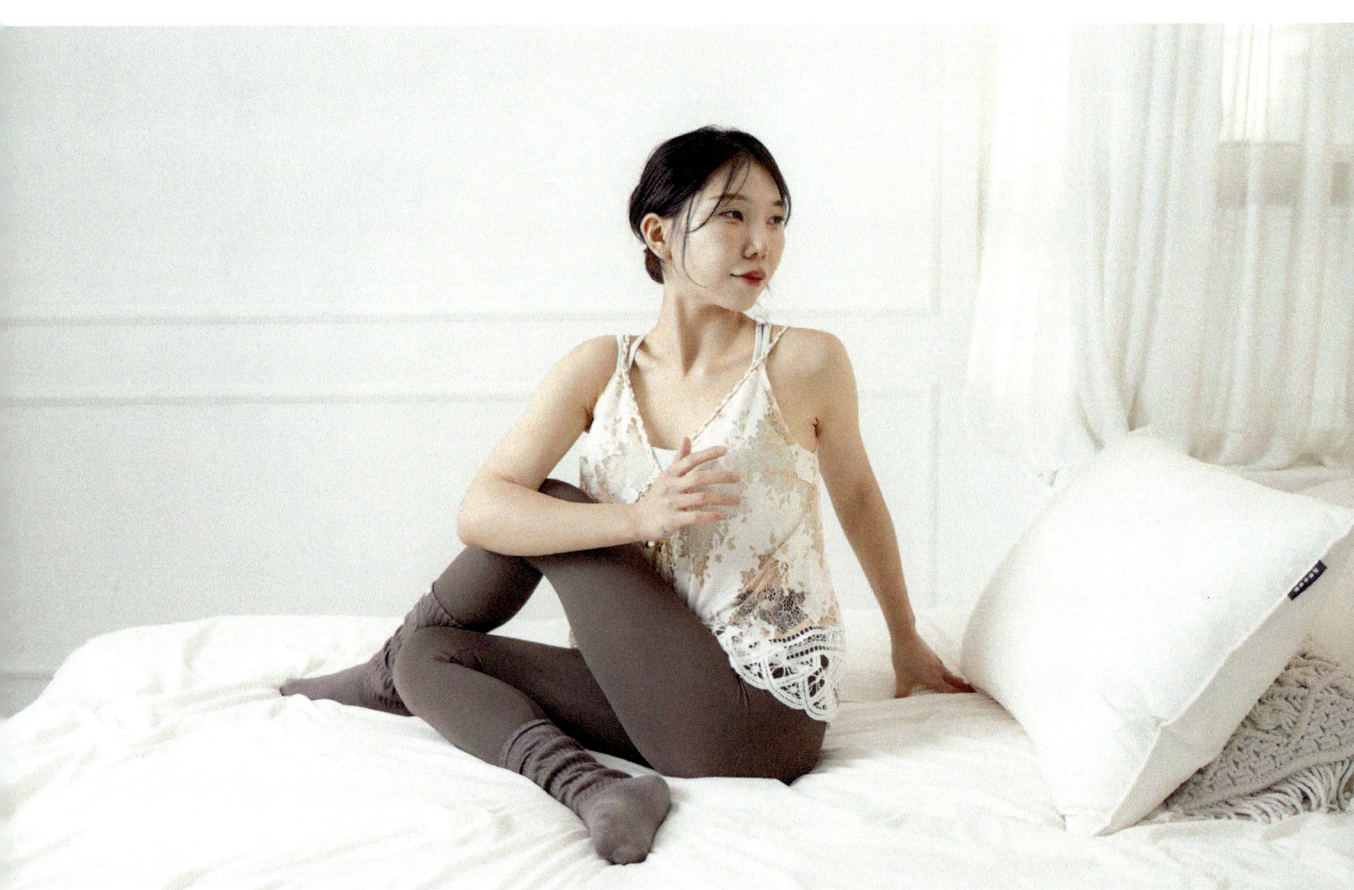

순서10.

① 두 다리를 넓게 옆으로 열어 상체를 회전합니다.

② 들숨에 양팔을 옆으로 벌려 두 다리를 옆으로 넓게 엽니다.

③ 날숨에 상체를 회전하며 뒤를 바라봅니다.

④ 반대쪽도 똑같이 진행합니다.

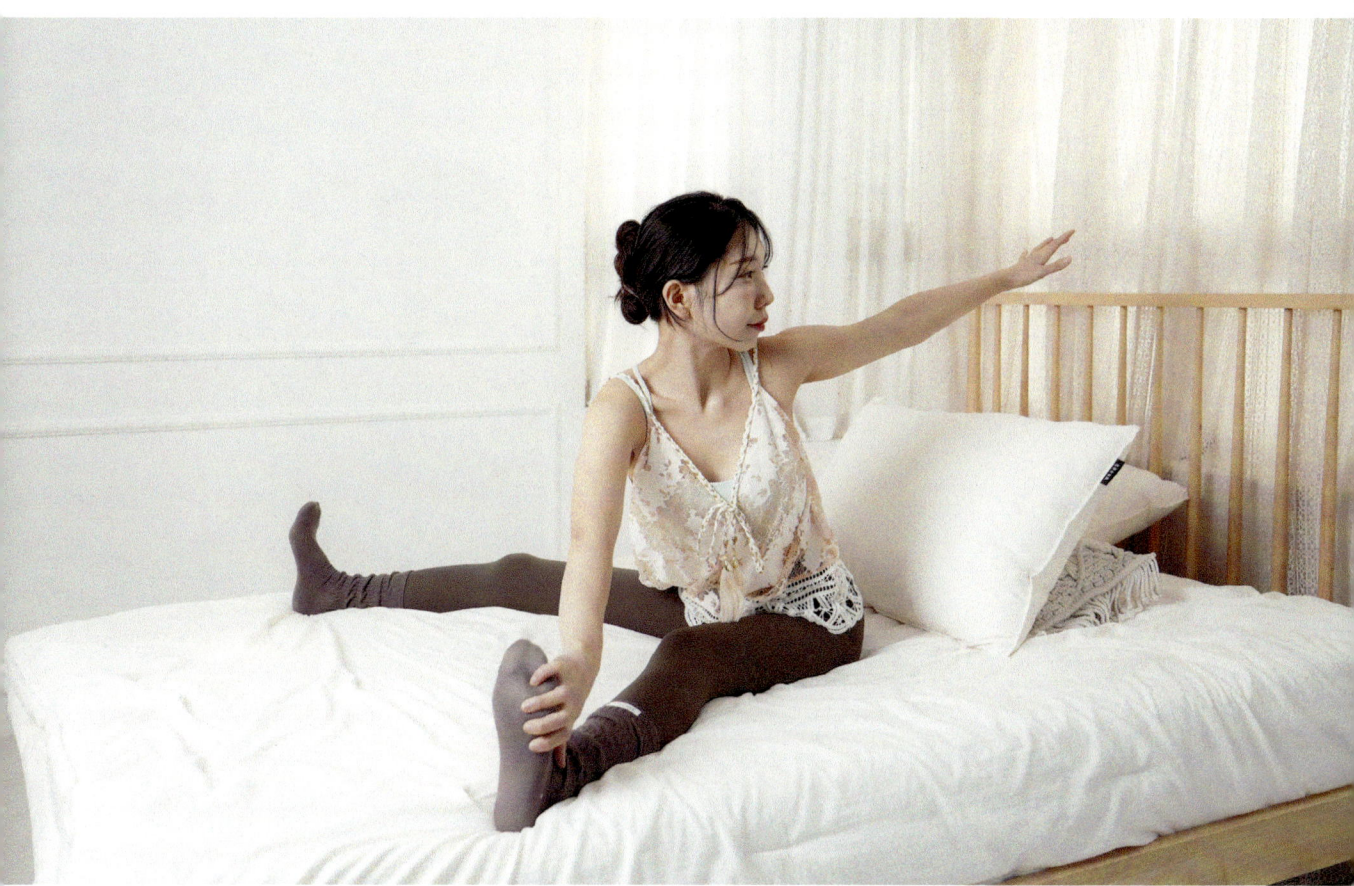

순서11.

① 오른손으로 왼쪽 발날을 잡고 왼손은 아래를 짚어 다리를 회전합니다.

② 들숨에 오른손으로 왼발을 잡고, 날숨에 왼 다리를 오른쪽으로 조금씩 보냅니다.

③ 반대쪽도 똑같이 진행합니다.

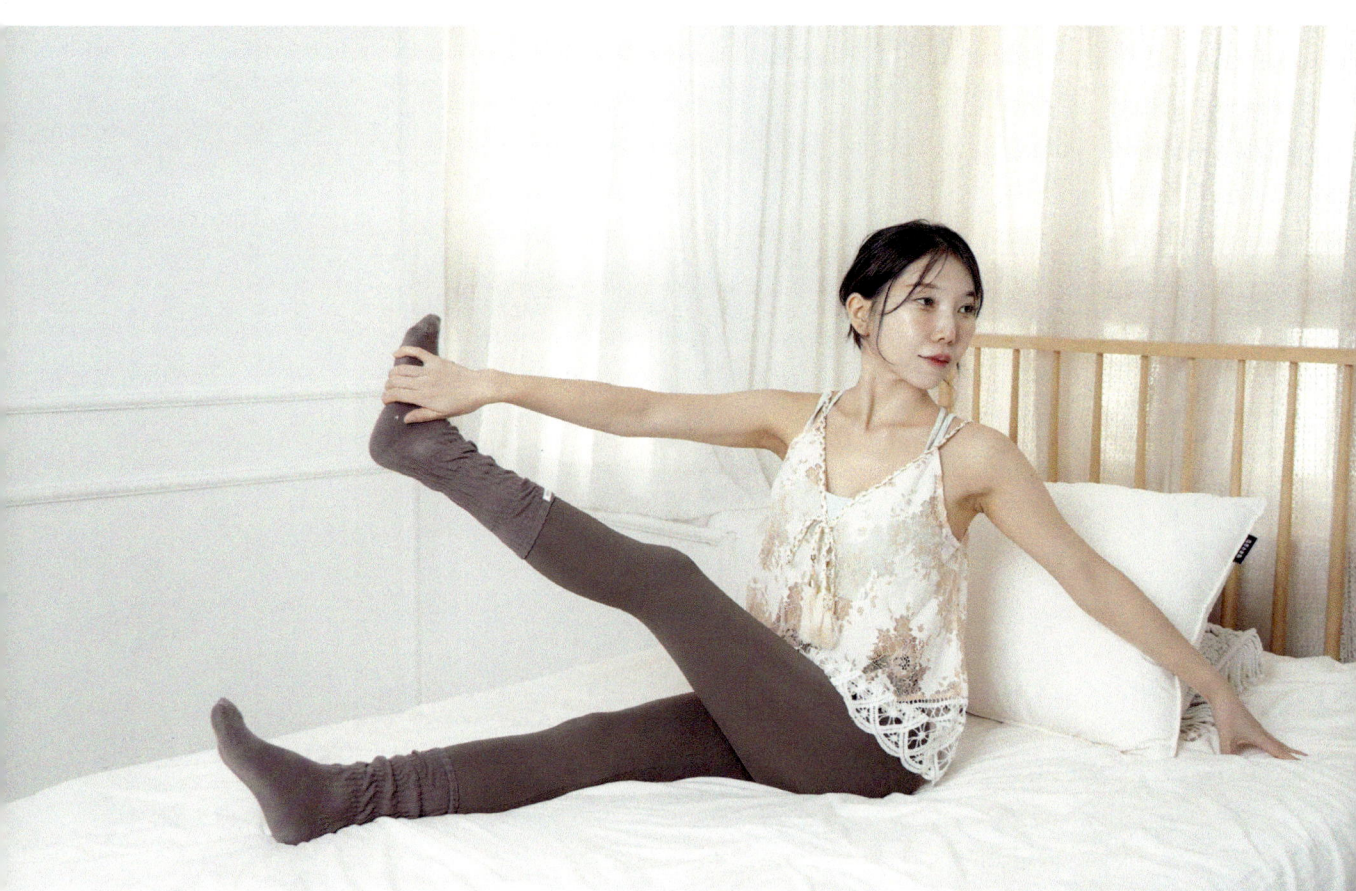

순서12.

① 두 손을 크로스해서 왼 다리를 잡습니다.

② 들숨에 두 손을 교차해 왼발을 잡습니다.

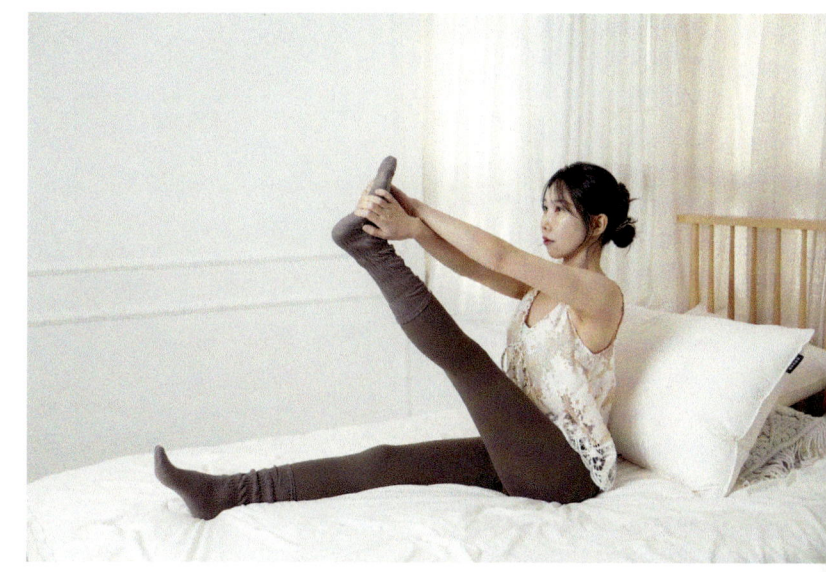

③ 날숨에 팔꿈치를 좌우 구부리며 다리를 상체로 조금씩 당깁니다.

④ 반대쪽도 똑같이 진행합니다.

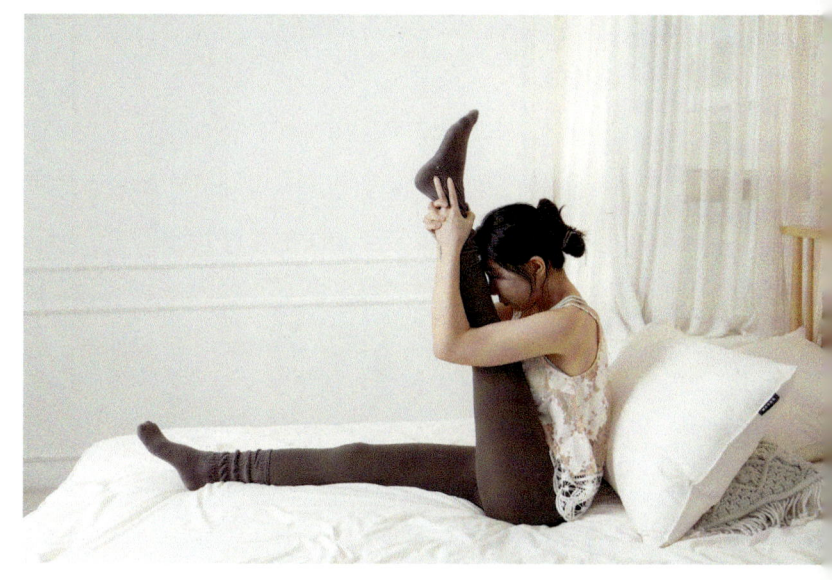

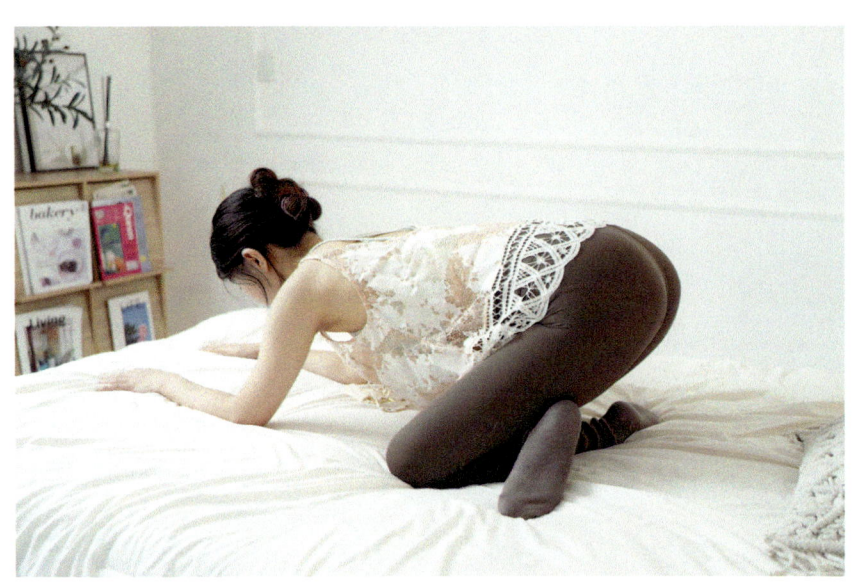

순서13.

① 어깨 아래에 팔꿈치를 내려놓고 두 다리를 크로스해서 엉덩이를 들어 올립니다.

② 들숨에 오른쪽 발목을 왼 다리 종아리에 위에 올립니다.

③ 날숨에 엉덩이를 뒤로 보내 발목과 종아리 주변 근육을 풀어 줍니다.

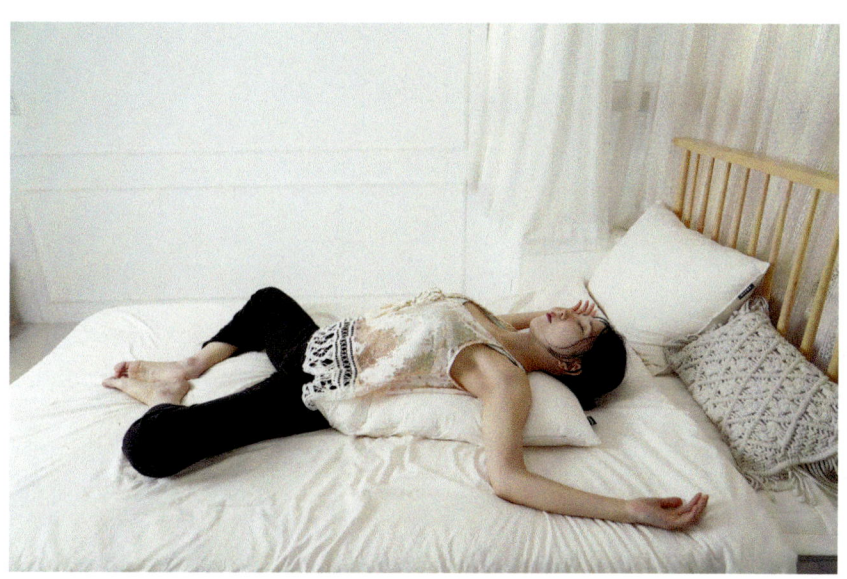

순서14.

① 허리와 등 아래에 베개를 두고 무릎을 좌우로 열어 발바닥을 합족합니다.

② 들숨에 베개 위에 상체만 누워 팔을 ㄴ 자로 만들고 무릎을 접어 발바닥을 붙입니다.

③ 날숨에 무릎을 아래로 천천히 내립니다.

순서15.

① 왼 다리를 접고 두 손으로 왼 다리를 안아 줍니다.

② 들숨에 오른 다리는 아래에 펴고 왼 다리를 반 접어 감싸안습니다.

③ 날숨에 고관절 주변의 자극을 느끼며 상체로 다리를 당깁니다.

④ 반대쪽도 똑같이 진행합니다.

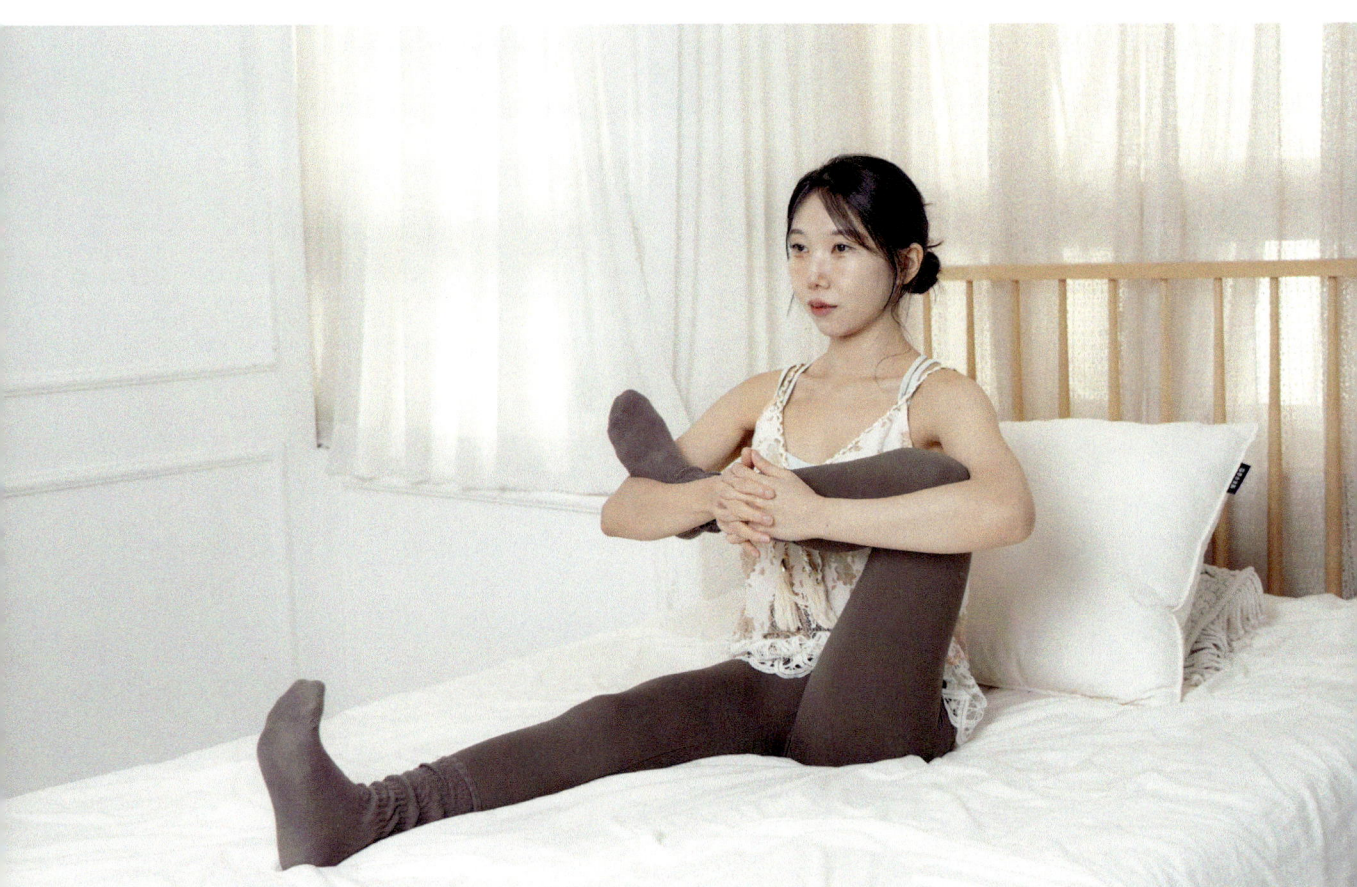

순서16.

① 왼손으로 왼쪽 발을 잡고 왼 다리를 왼쪽으로 조금씩 보내 골반을 엽니다.

② 들숨에 왼발 뒤꿈치를 잡고 상체를 바르게 세웁니다.

③ 날숨에 엉덩이가 뜨지 않도록 왼 다리를 조금씩 더 엽니다.

④ 반대쪽도 똑같이 진행합니다.

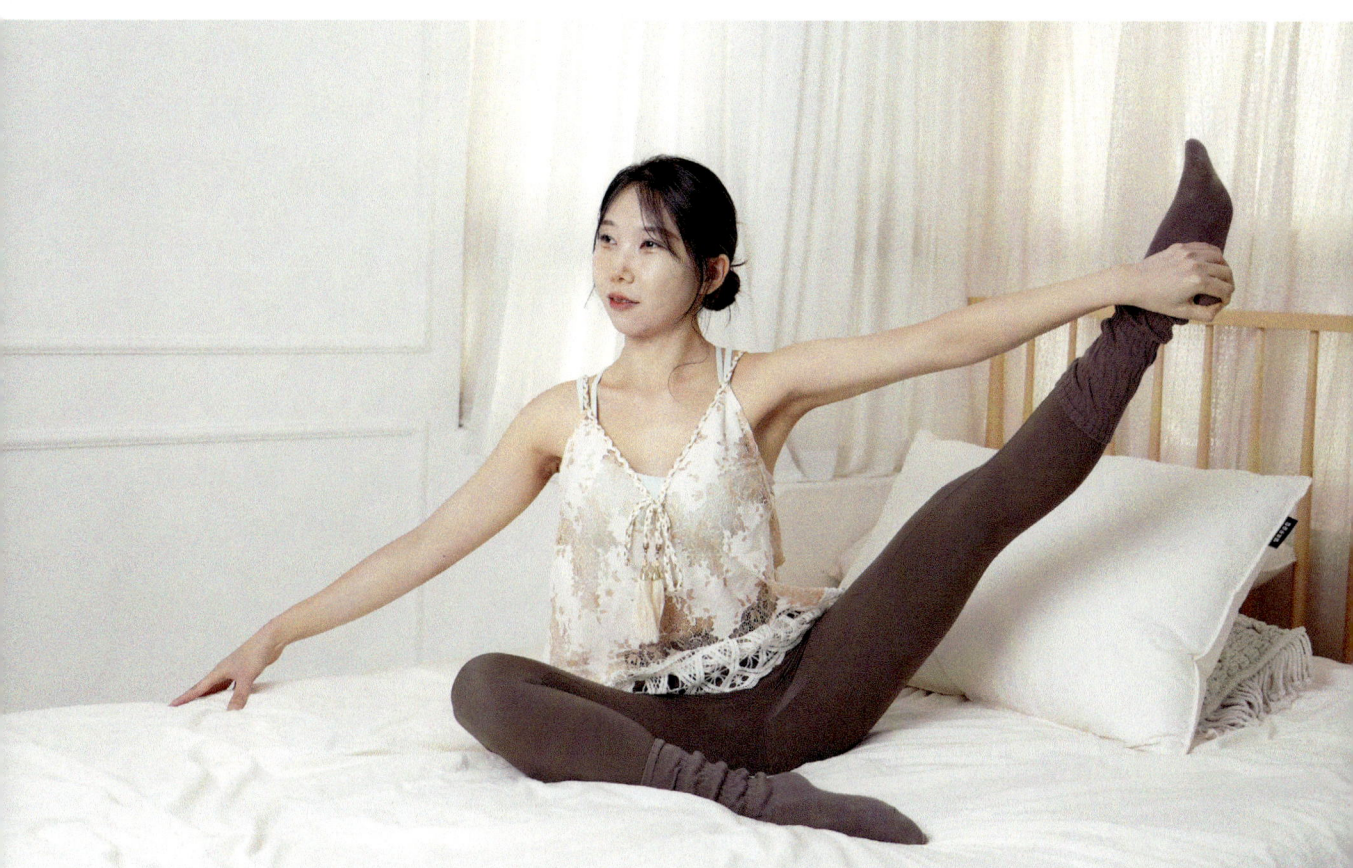

순서17.

① 왼 다리를 옆으로 열고 발날 안쪽을 아래에 내려놓습니다.

② 들숨에 양팔을 머리 위로 펴고 왼 다리를 옆으로 엽니다.

③ 날숨에 엉덩이를 발뒤꿈치로 보내 허벅지 안쪽의 당겨지는 자극을 느낍니다.

④ 반대쪽도 똑같이 진행합니다.

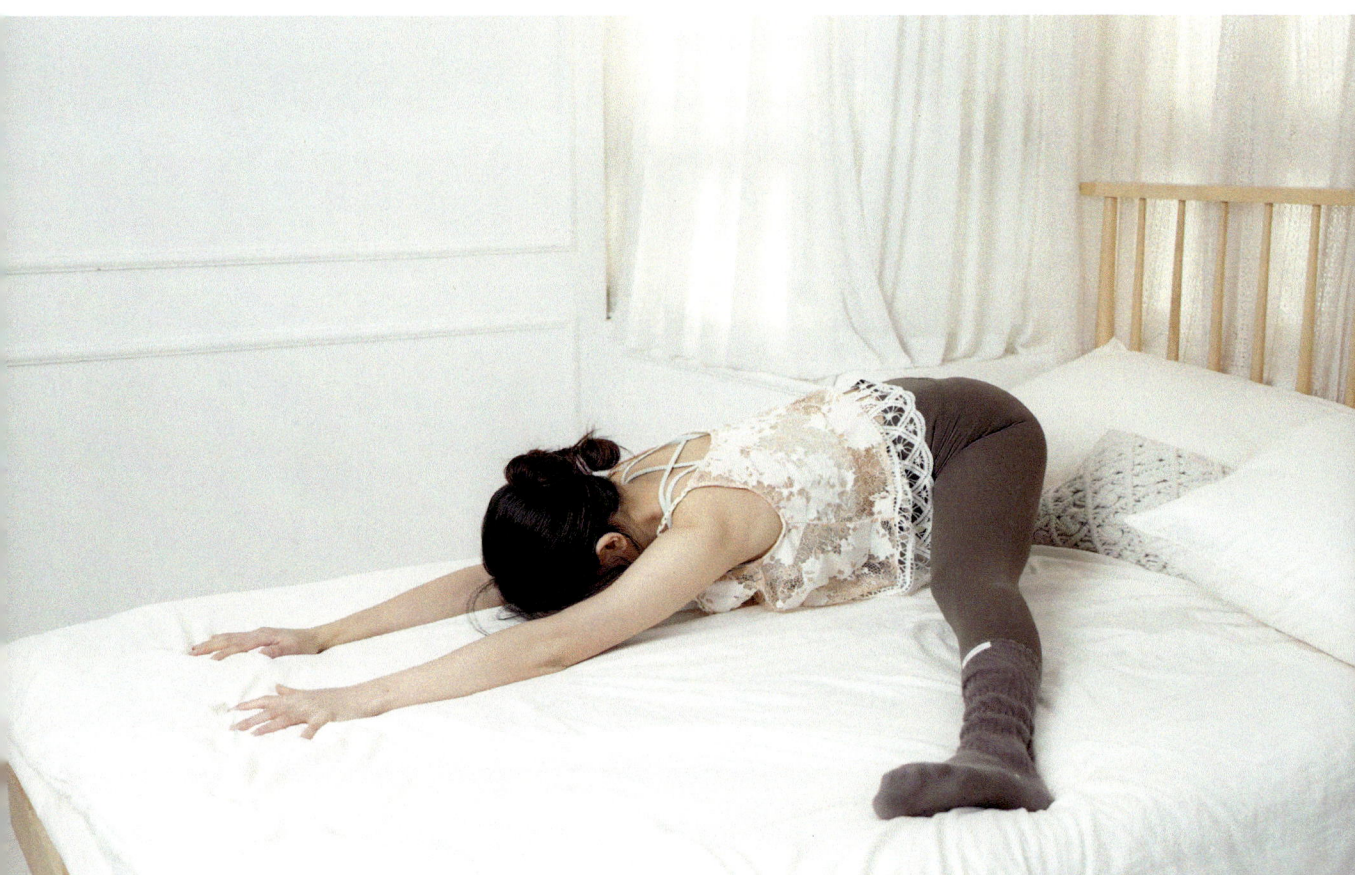

순서18.

① 어깨 아래로 팔꿈치를 내려놓고 발끝을 세우며 엉덩이를 위로 들어 올립니다.

② 들숨에 팔꿈치를 아래에 두고 어깨를 골반 쪽으로 끌어 내려 엉덩이를 끌어 올립니다.

③ 날숨에 아랫배를 끌어당기며 무릎을 조금 구부립니다.

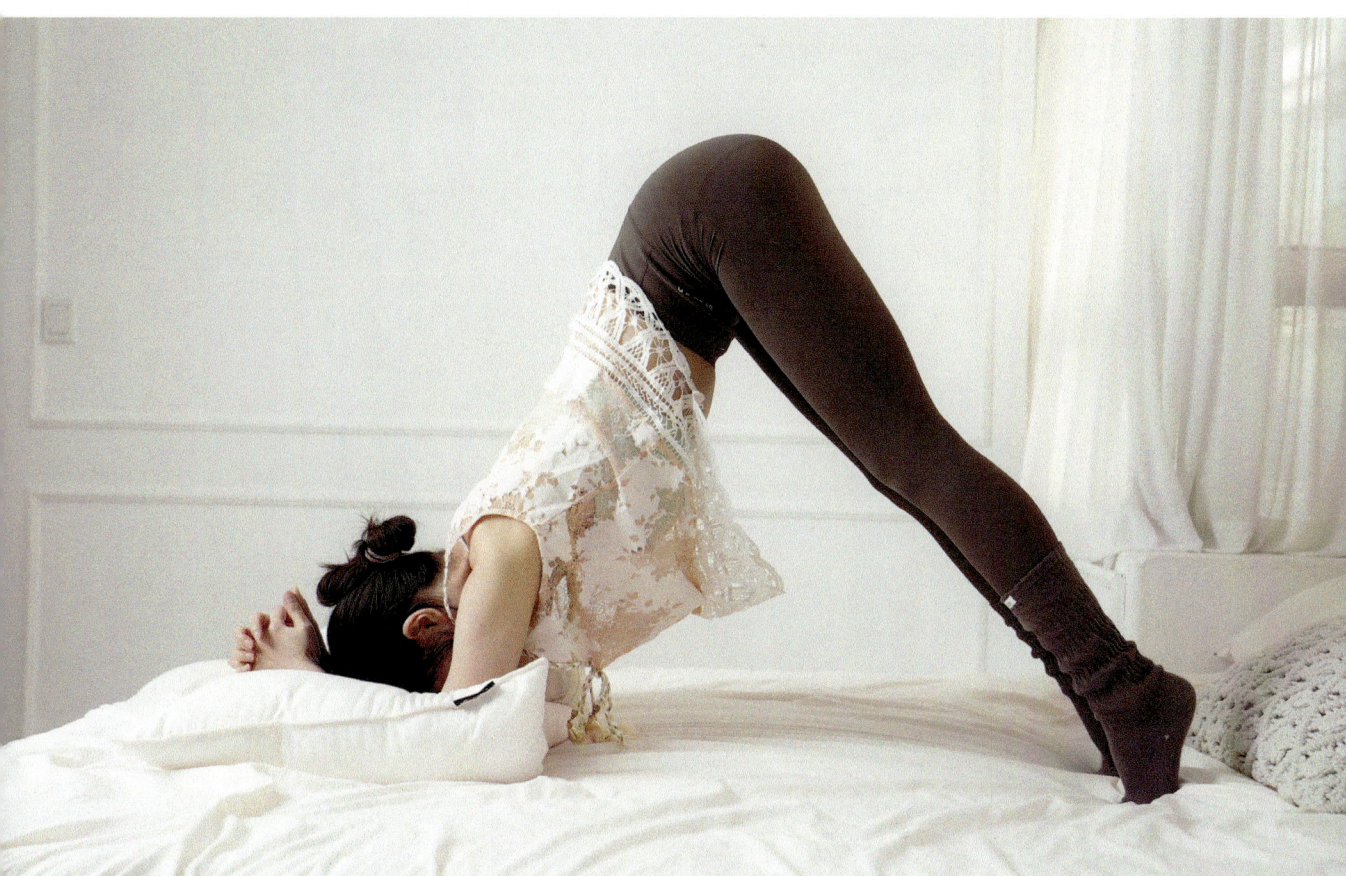

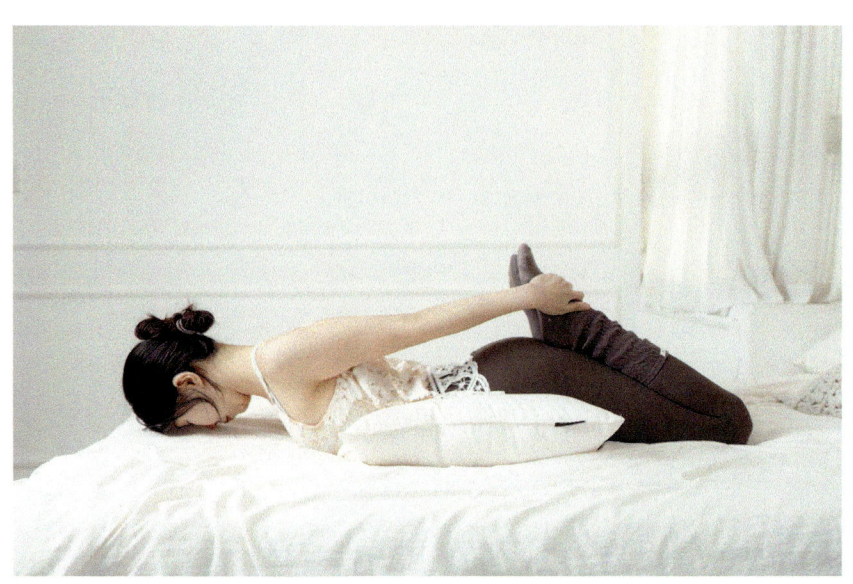

순서19.

① 배 아래에 베개를 두고 엎드린 채 두 손으로 발목을 잡습니다.

② 들숨에 발목을 잡고 어깨를 뒤로 회전합니다.

③ 날숨에 골반을 바닥으로 내리며 허벅지 앞 주변의 자극을 느낍니다.

순서20.

① 두 손으로 발목을 잡아 발목으로 손을 밀며 상체를 엽니다.

② 들숨에 양손으로 발목을 잡아 발목으로 손을 밀어 내 상체를 일으킵니다.

③ 날숨에 상체가 바닥으로 내려갑니다.

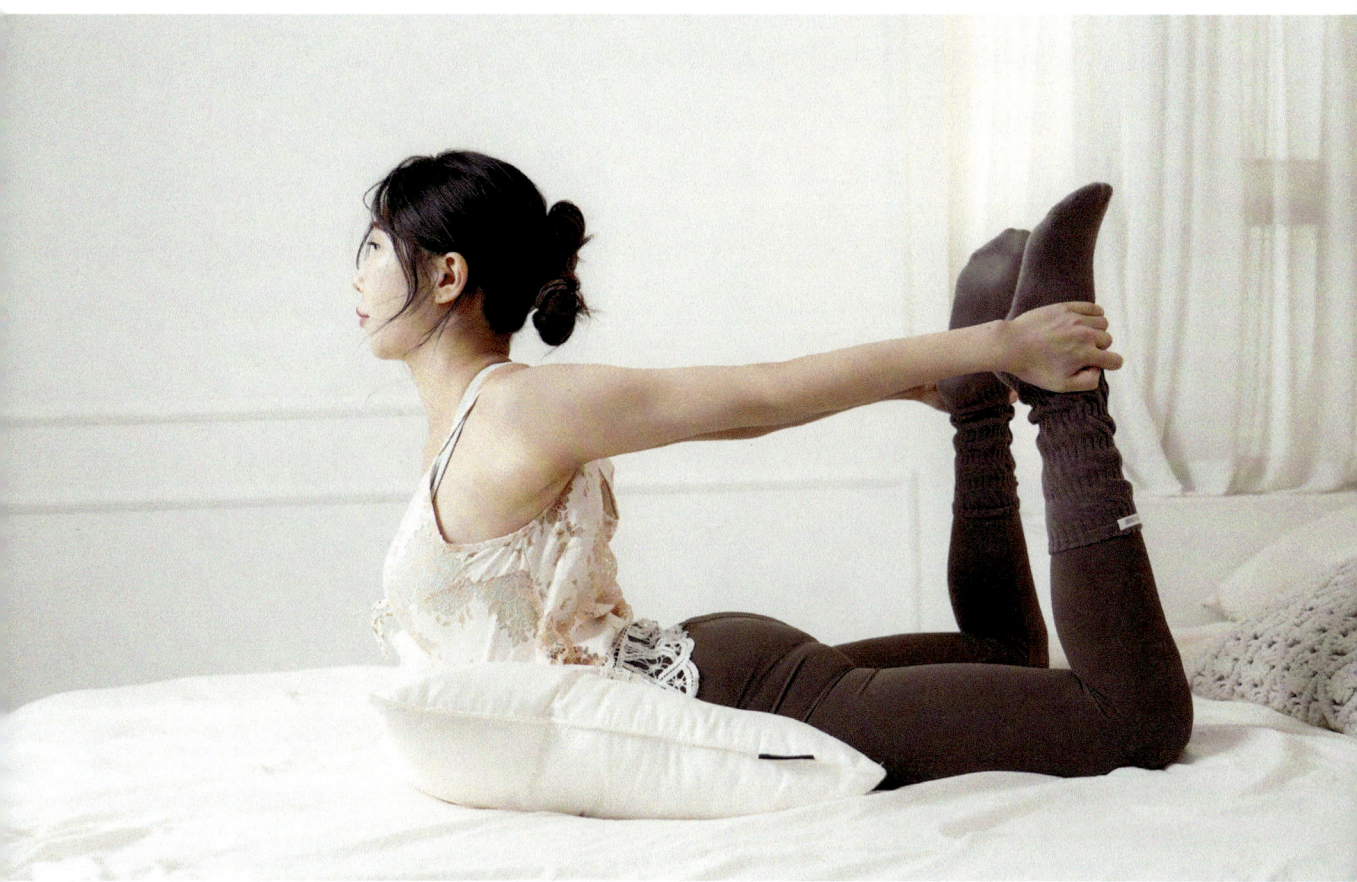

순서21.

① 양손으로 발목을 잡아 허벅지를 하늘을 향해 위로 끌어 올립니다.

② 들숨에 양손으로 발목을 잡고 다리를 위로 올립니다.

③ 날숨에 상하체를 바닥으로 내립니다.

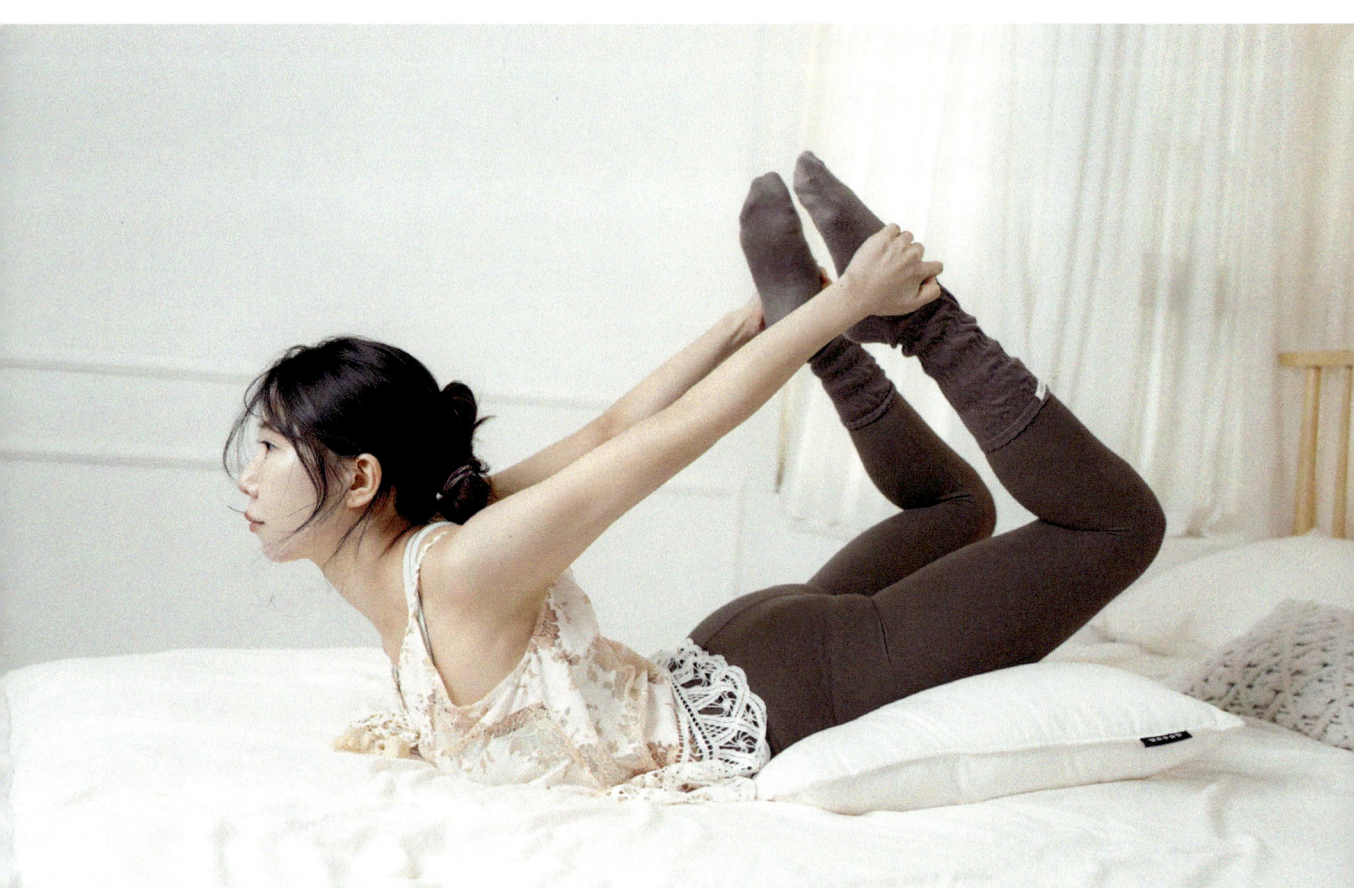

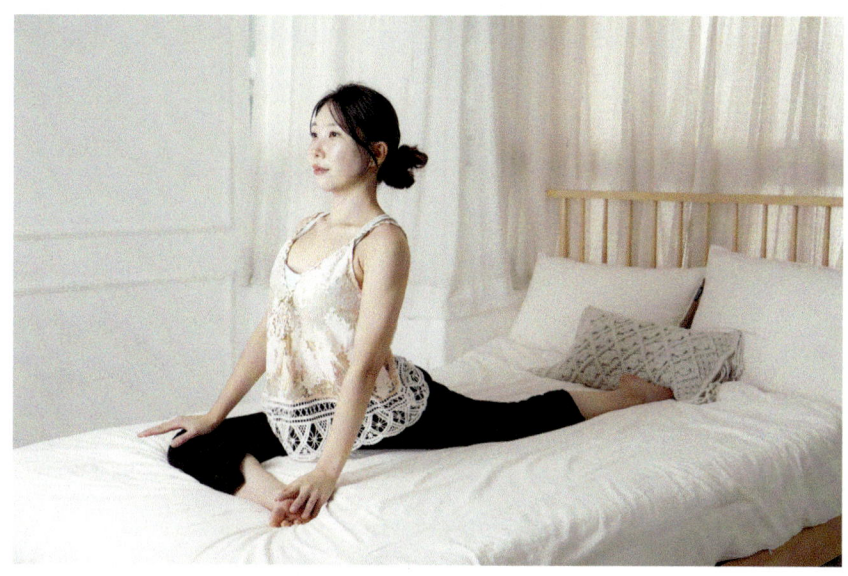

순서22.

① 오른 다리를 앞으로 빼 직각을 만들고 왼 다리를 뒤로 멀리 뻗습니다.

② 들숨에 오른 다리를 안으로 접고 왼 다리를 뒤로 펴서 상체를 일으킵니다.

③ 날숨에 상체를 45도 앞으로 천천히 기울입니다.

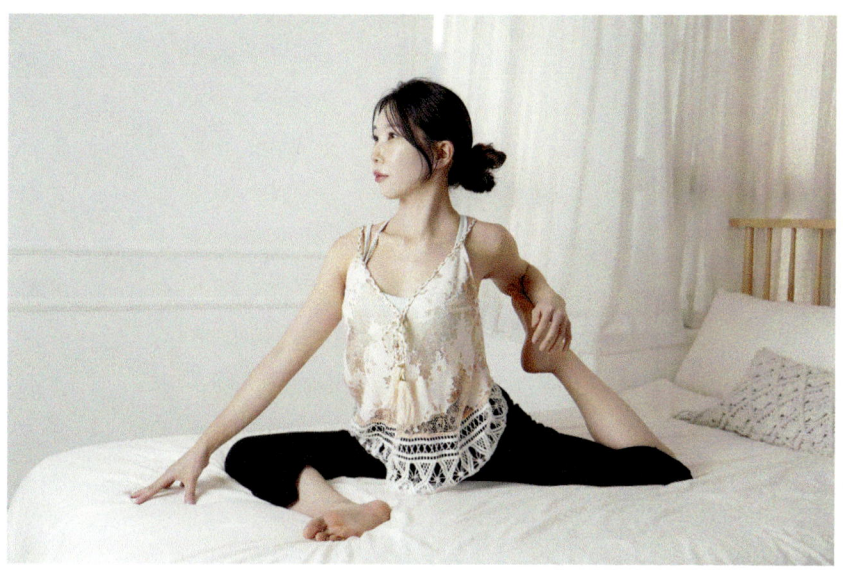

④ 가능하면 뒤에 다리를 접어서 팔꿈치에 겁니다.

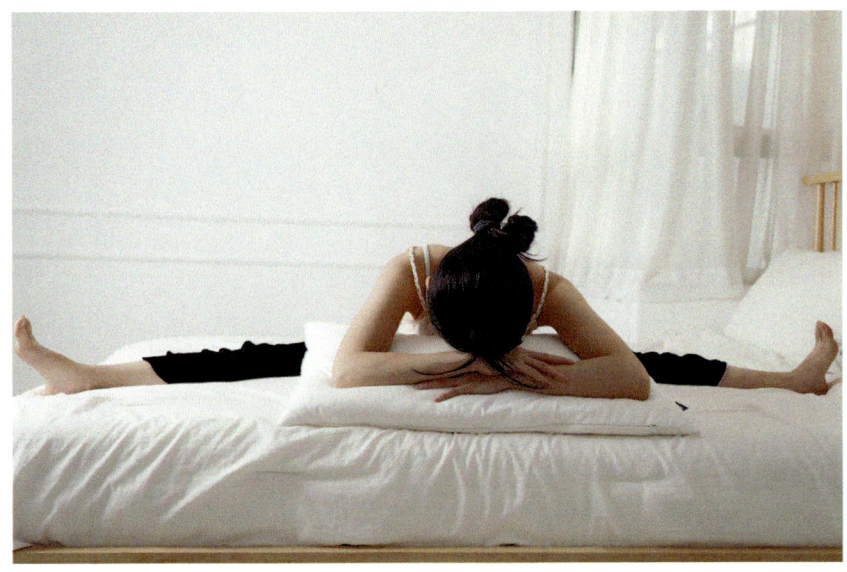

순서23.

① 가슴과 팔꿈치 아래에 베개를 내려놓습니다.

② 다리를 좌우로 열고 두 손을 포개 손등 위에 이마를 올려놓습니다.

③ 들숨에 다리를 좌우로 열어 발끝을 당깁니다.

④ 날숨에 상체를 아래로 낮춰 이마를 손등 위에 내려놓습니다.

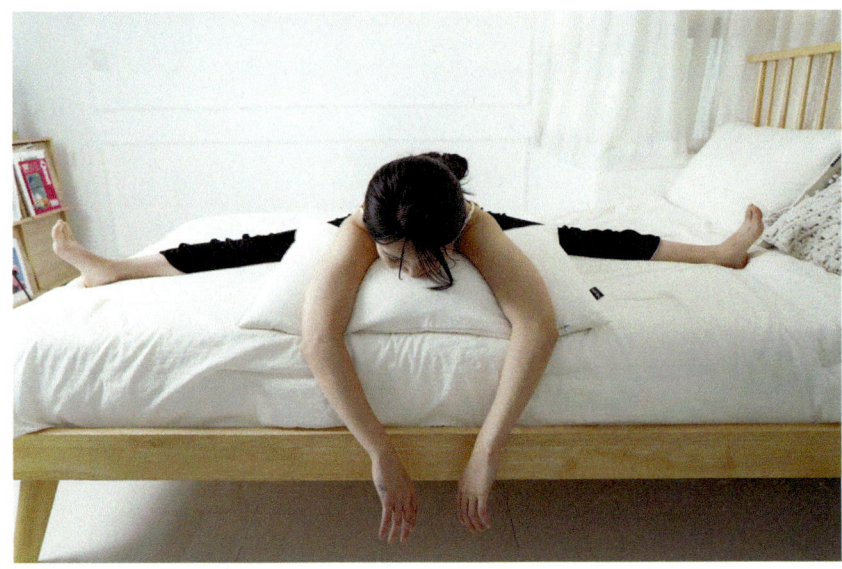

⑤ 깊은 이완이 진행되었다면 팔의 긴장을 완전히 풀어 아래로 내려놓습니다.

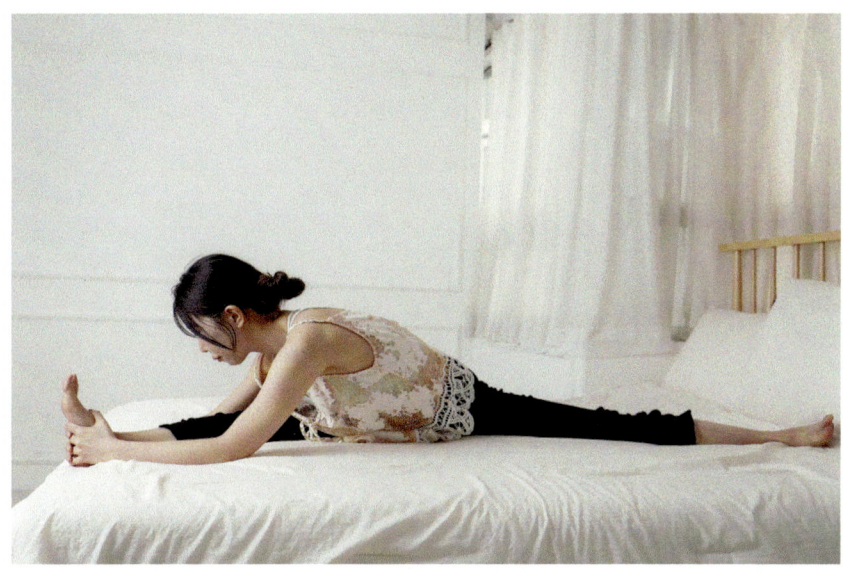

⑥ 다리를 좌우로 연 상태에서 두 손으로 오른쪽 발날을 잡습니다.

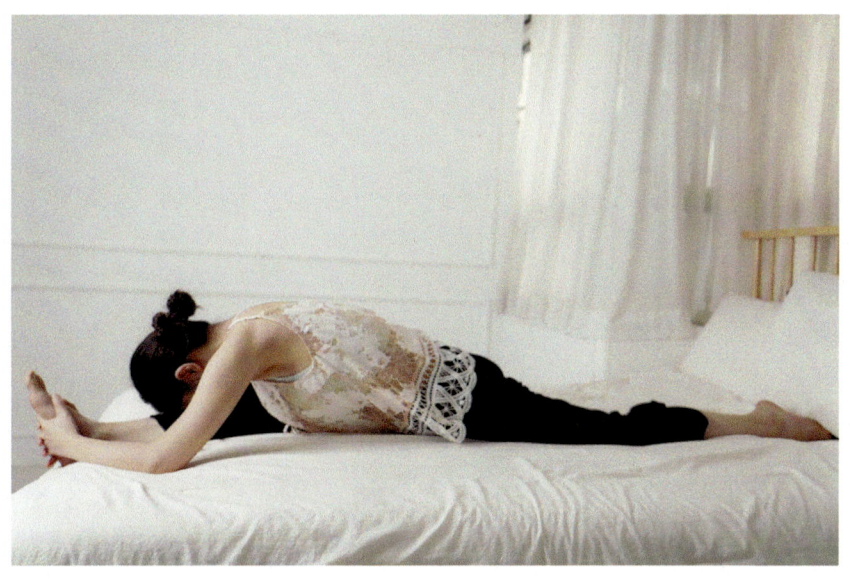

⑦ 뒤에 왼쪽 골반을 바닥으로 내리며 발등을 아래로 완전히 놓아 이완합니다.

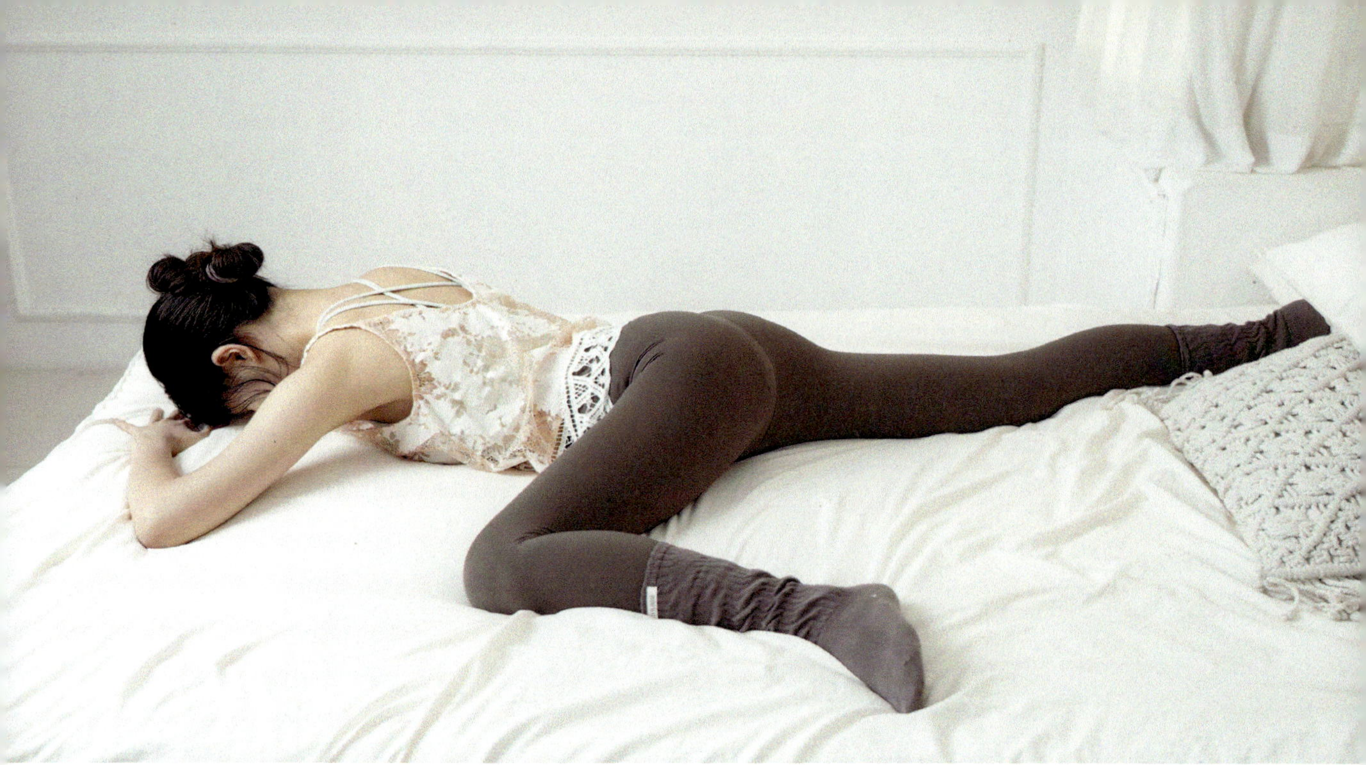

순서24.

① 이마를 아래에 두고 왼쪽 무릎을 열어 발목을 아래에 놓아 줍니다.

② 들숨에 팔꿈치를 좌우로 접고 이마를 아래에 내려놓아 왼쪽 무릎을 바깥으로 구부립니다.

③ 날숨에 골반을 아래로 조금씩 내립니다.

④ 반대쪽도 똑같이 진행합니다.

⑤ 왼쪽 발이 하늘을 바라볼 수 있도록 고관절을 회전하며 다리를 들어 올립니다.

⑥ 반대쪽도 똑같이 진행합니다.

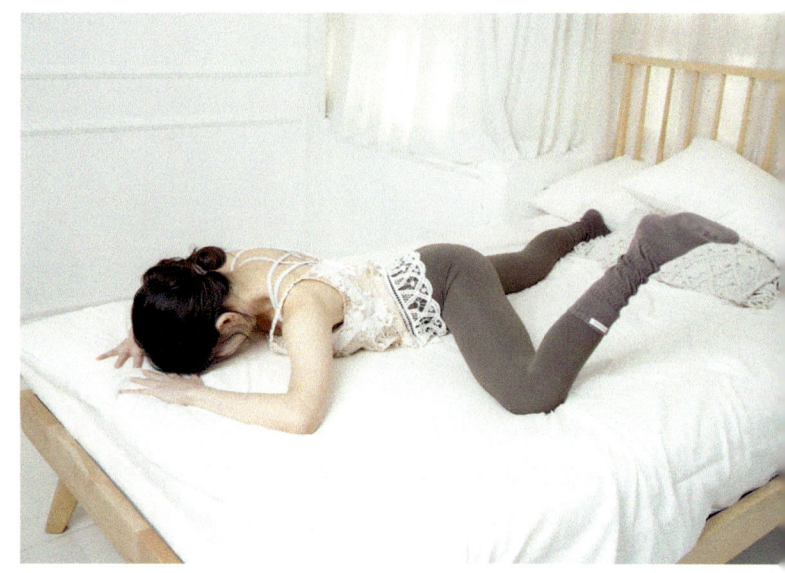

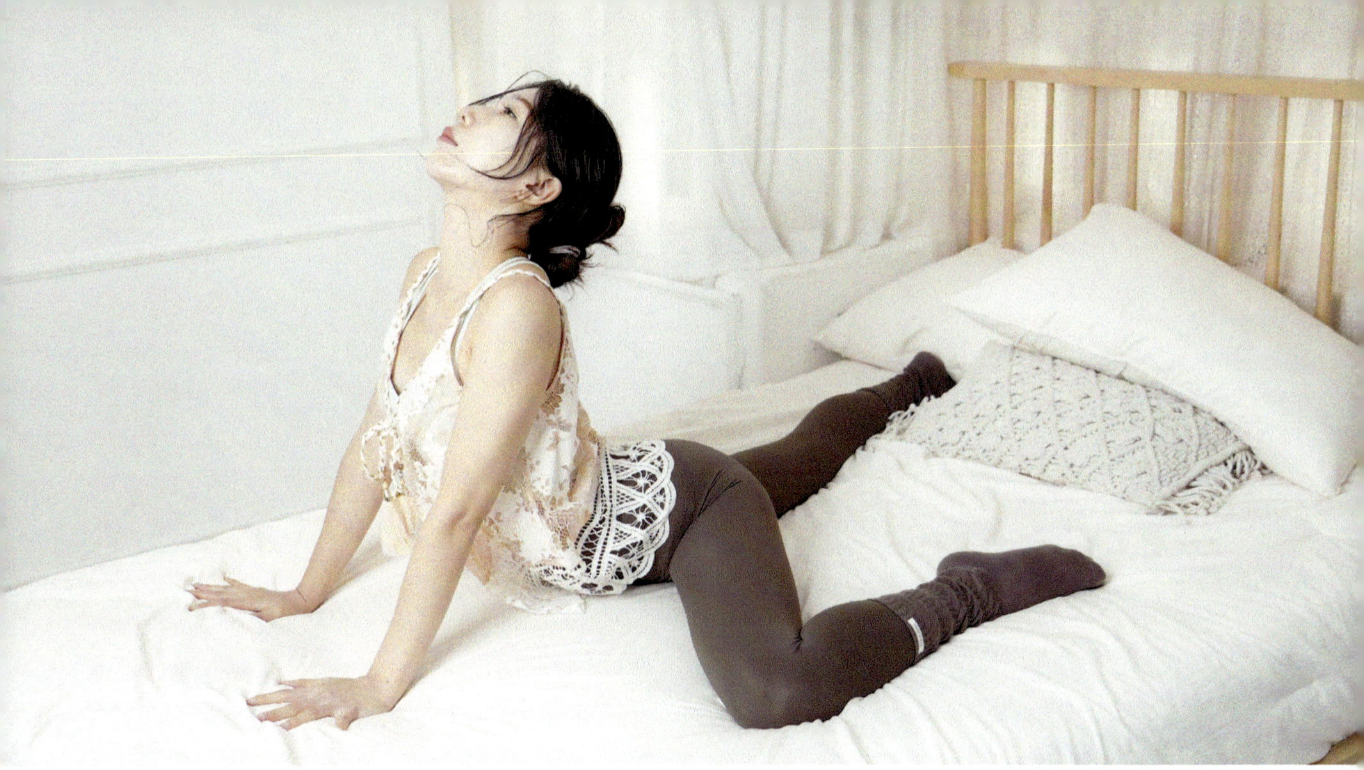

순서25.

① 왼 다리를 그대로 열어 무릎을 접고 상체를 일으킵니다.
② 들숨에 배와 척추기립근의 힘으로 가슴을 들어 올립니다.
③ 날숨에 바닥을 밀면서 허리가 신전될 수 있도록 합니다.

④ 반대쪽도 똑같이 진행합니다.

 허리가 아프신 분들은 무리하지 않습니다.

⑤ 왼 다리를 뒤로 접고 오른손은 바닥을 짚어 상체를 회전합니다.
⑥ 들숨에 왼 다리를 직각으로 굽혀 발목을 아래에 내려놓고 왼쪽 어깨를 뒤로 보내 왼손으로 오른쪽 허벅지를 잡습니다.
⑦ 날숨에 목을 돌려 뒤를 볼 수 있도록 고개를 회전합니다.

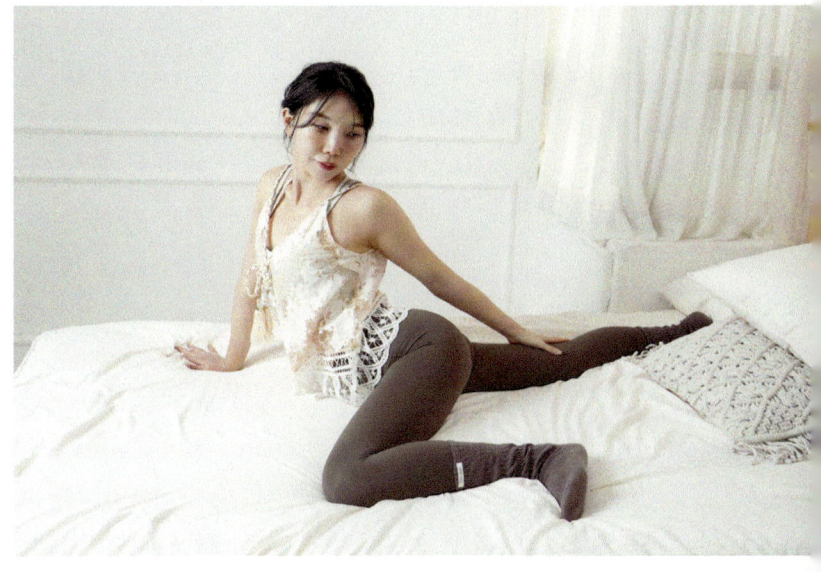

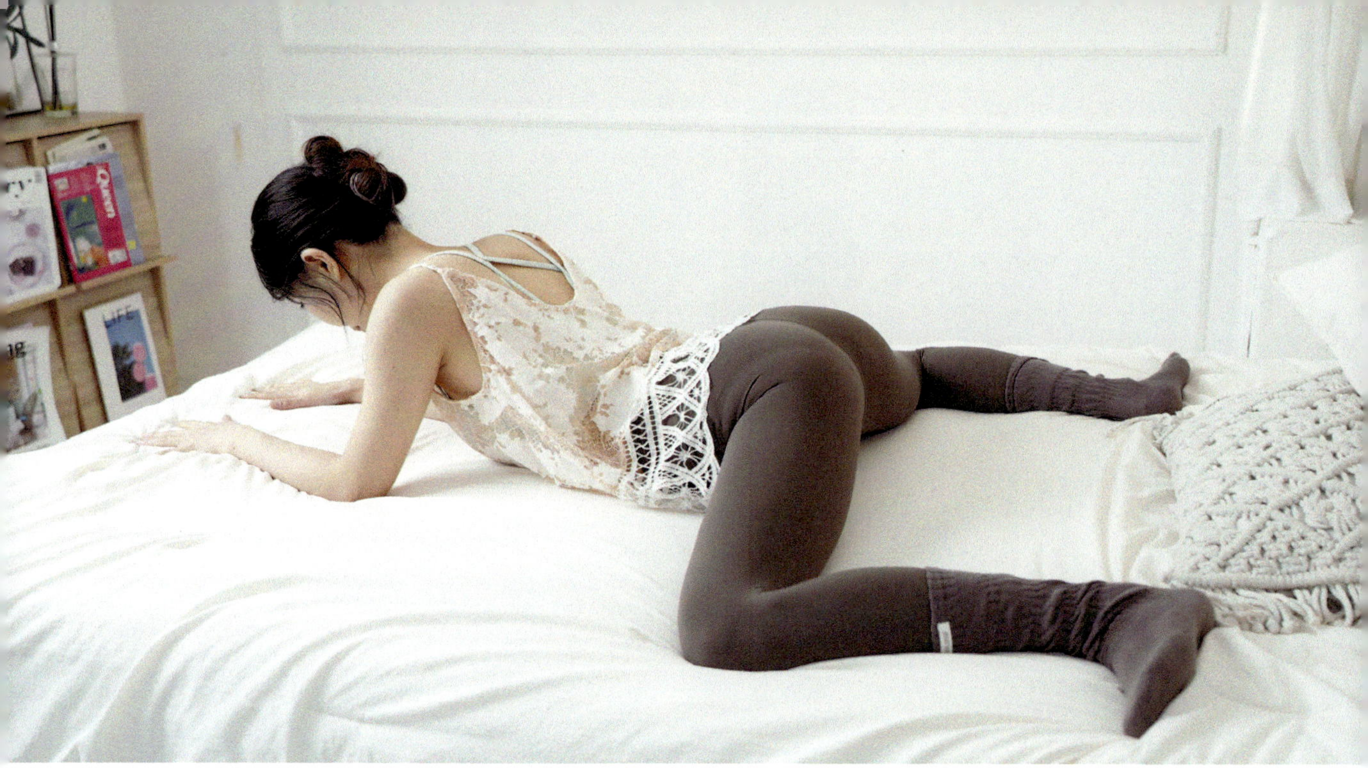

순서26.

① 엎드려 양쪽 무릎을 바깥쪽 90도로 엽니다.

② 양팔을 앞으로 뻗은 뒤 팔꿈치를 어깨 바로 아래에 놓습니다.

③ 상체에 힘을 주고, 다리 너비를 자신에게 맞는 편안한 너비로 간격을 조절합니다.

④ 들숨에 플랭크 하듯 상체를 꼿꼿이 폅니다.

⑤ 날숨에 엉덩이를 뒤로 보냅니다. (후방경사, 전방경사를 반복합니다.)

⑥ 손으로 바닥을 밀어 내면서 상체를 일으킵니다.

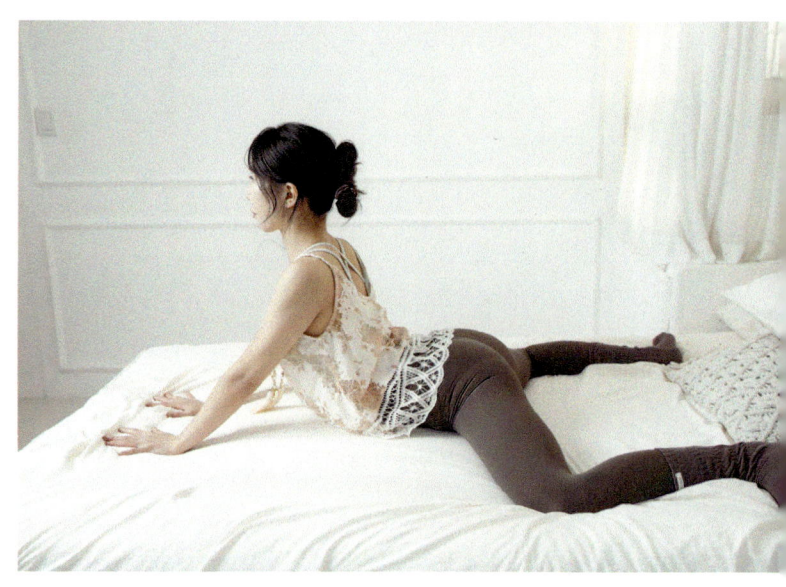

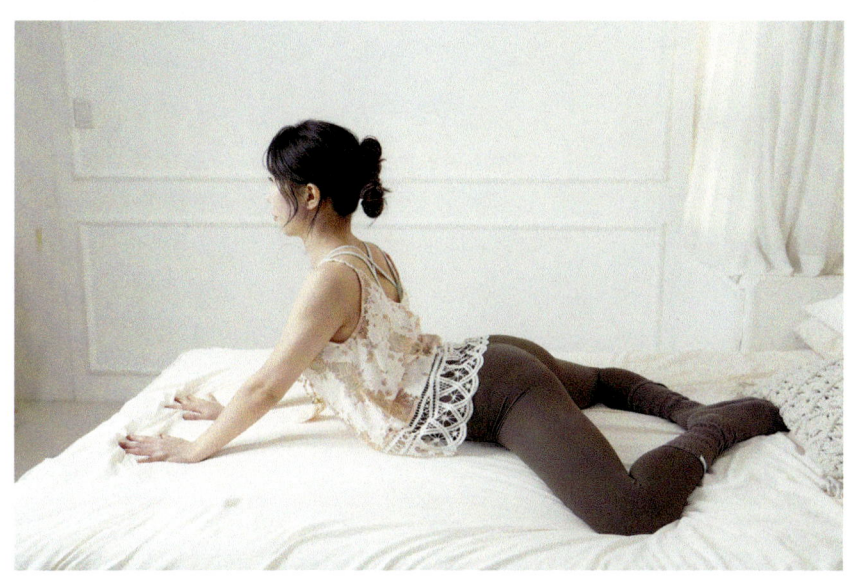

순서27.

① 무릎을 밖으로 접어 발바닥을 합족합니다.

② 들숨에 팔꿈치를 펴면서 발날 안쪽을 바닥에 고정합니다.

③ 날숨에 골반을 바닥으로 조금씩 내립니다.

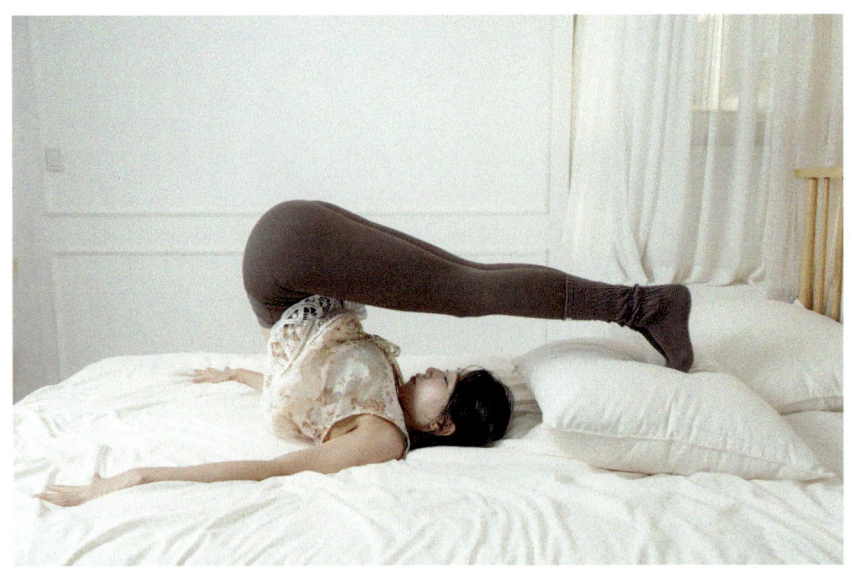

순서28.

① 두 다리를 뒤로 넘겨 발끝을 아래에 고정합니다.

② 들숨에 다리를 들어 올리고 날숨에 머리 뒤로 넘깁니다.

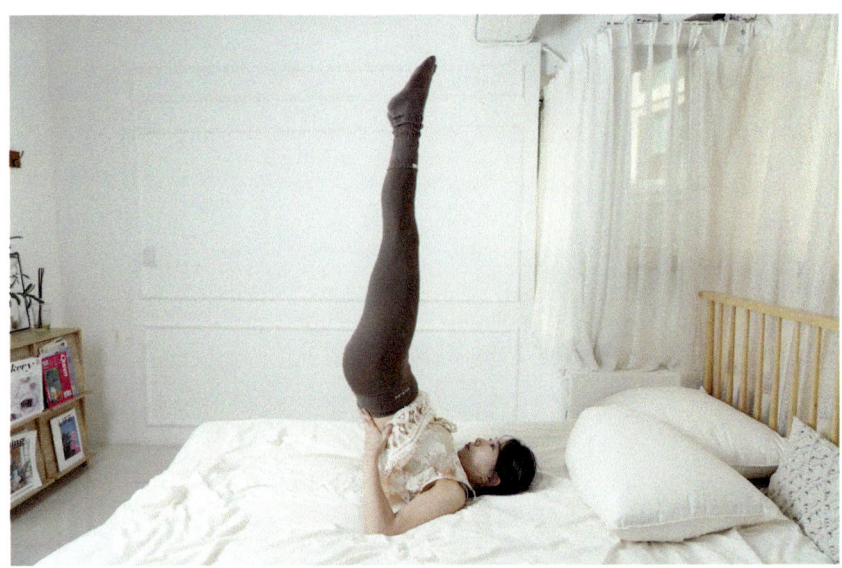

③ 두 손으로 척추를 받쳐 주고 다리를 하늘로 폅니다.

④ 들숨에 다리를 들어 올리고 복부의 힘을 사용합니다.

⑤ 날숨에 흉추부터 요추 순으로 내려옵니다.

⑥ 두 다리를 넓게 벌려 발끝을 아래에 내려놓습니다.
⑦ 들숨에 엉덩이와 다리를 위로 들어 올려 넓게 벌립니다.
⑧ 날숨에 등과 허리를 바닥으로 내려놓습니다.

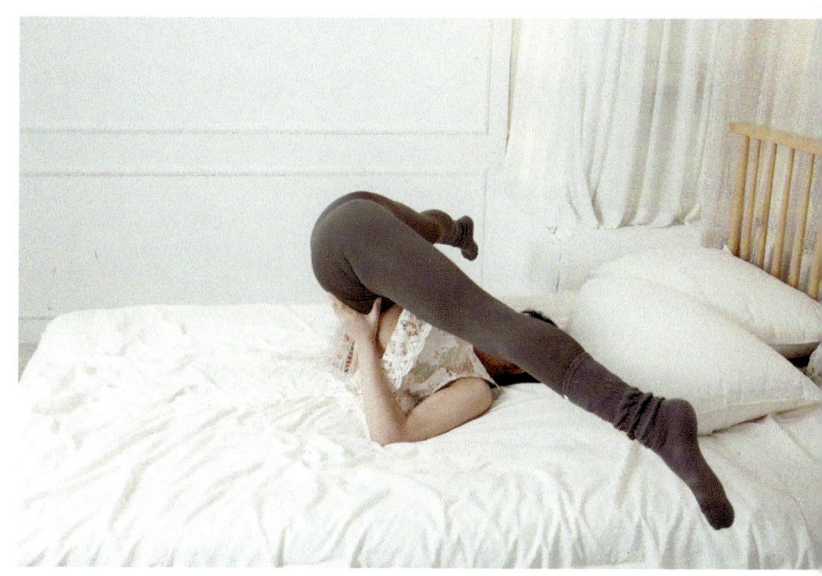

호흡과 함께 이완 효과 극대화하기

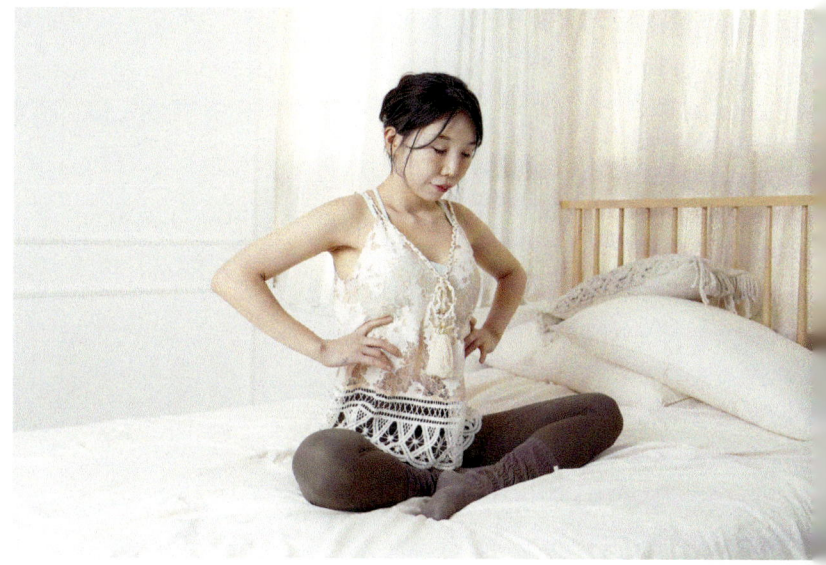

팔과 다리 가볍게 흔들기: 긴장 해소와 이완 상태로의 전환

'모관 운동'(38쪽) 참조

2. 자율 신경계를 조절하는 호흡법

길고 느린 복식 호흡

복식 호흡은 누워서 진행하는 게 더 좋습니다.
편안하게 자리에 누워서 코로 천천히 숨을 들이마십니다.
복부를 인위적으로 부풀리지 않고 자연스럽게,
횡격막이 하강하면서 부풀어 오르는 느낌을 관찰합니다.
5초 정도 숨을 멈추고 다시 깊은숨을 천천히 내쉽니다.
들숨 5초, 5초 멈추고, 8초 동안 숨을 내쉽니다.
체내의 산소량을 높여 마음의 안정을 찾습니다.

프라카와 레차카: 들숨과 날숨의 에너지 정화

프라카(Puraka)와 **레차카(Rechaka)**는 요가 호흡법에서 **들이마시는 숨(프라카)**과 **내쉬는 숨(레차카)**을 의미합니다. 이 두 호흡은 요가의 호흡법(프라나야마)에서 기본이 되는 요소로, 호흡을 의식적으로 조절하여 몸과 마음을 조화롭게 하고 에너지를 순환시키는 데 중요한 역할을 합니다.

1. 프라카(Puraka) — 들숨

프라카는 신체에 신선한 산소와 에너지를 불어넣는 들숨의 과정으로, 들이마시는 숨을 통해 몸에 **프라나(생명 에너지)**를 공급한다고 여겨집니다. 들숨을 길고 깊게 하면 폐가 확장되며, 온몸에 산소가 전달됩니다.

- **의식적 호흡**: 프라카에서는 들숨을 천천히, 깊고 부드럽게 의식적으로 들이마십니다. 이때 폐 아래부터 가슴까지 공기가 채워지도록 주의하며, 가슴과 배가 자연스럽게 확장됩니다.

- **효과**: 프라카는 신체의 산소 공급을 늘리고, 에너지를 충전하며 몸을 활기차게 만듭니다. 들숨을 통해 마음이 맑아지고 집중력이 향상됩니다.

2. 레차카(Rechaka) — 날숨

레차카는 들숨을 통해 받아들인 공기를 내보내는 과정으로, 신체 내 불필요한 노폐물과 긴장을 배출한다고 여겨집니다. 레차카에서는 호흡을 의식적으로 길게 내쉬며, 이완과 정화를 돕습니다.

- **의식적 호흡**: 레차카에서는 폐를 천천히, 부드럽게 이완시키며 공기를 내보냅니다. 복부부터 갈비뼈, 가슴까지 차례로 이완시키며 몸속 공기를 모두 배출합니다.

- **효과**: 레차카는 체내 이산화탄소와 노폐물을 내보내 신체를 정화하고 긴장을 완화합니다. 날숨은 부교감 신경계를 활성화하여 심리적 안정과 스트레스 해소에 도움을 줍니다.

3. 프라카와 레차카의 결합

프라카와 레차카는 **들숨과 날숨이 균형을 이루도록 조화롭게 결합**하는 것이 중요합니다. 균형 잡힌 호흡은 체내 에너지 순환을 원활히 하고, 몸과 마음을 안정시킵니다. 특히, 두 호흡을 일정한 길이로 맞추거나, 들숨과 날숨 사이에 잠시 멈추는 과정(쿰바카)을 추가해 호흡의 깊이와 집중력을 높일 수 있습니다.

(1) 프라카와 레차카 호흡법 예시

1. **들숨(프라카)**: 코로 천천히 숨을 들이마시며 배와 가슴이 부드럽게 확장되는 것을 느낍니다.

2. **잠시 멈추기(선택 사항)**: 들숨을 마친 후 1~2초간 호흡을 잠시 멈춰, 산소가 몸에 흡수되도록 합니다.

3. **날숨(레차카)**: 코로 천천히 숨을 내쉬며 복부와 가슴을 이완하여 공기를 완전히 배출합니다.

4. 프라카와 레차카의 주요 효과

- **프라카**: 에너지를 충전하고 정신을 맑게 하며, 집중력과 활력을 높입니다.

- **레차카**: 긴장과 스트레스를 줄이고 몸을 이완시키며, 정화와 안정감을 줍니다.

프라카와 레차카는 프라나야마의 핵심 기초로, 균형 잡힌 호흡을 통해 생명 에너지를 조화롭게 순환시키고 신체와 정신의 건강을 증진합니다.

3. 수면에 최적한 이완 자세

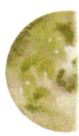

사바아사나를 통해 깊은 이완

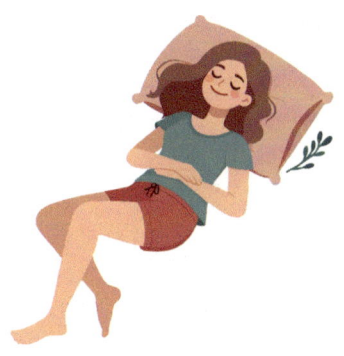

편안한 쿠션이나 베개를 활용한 편안한 릴렉스

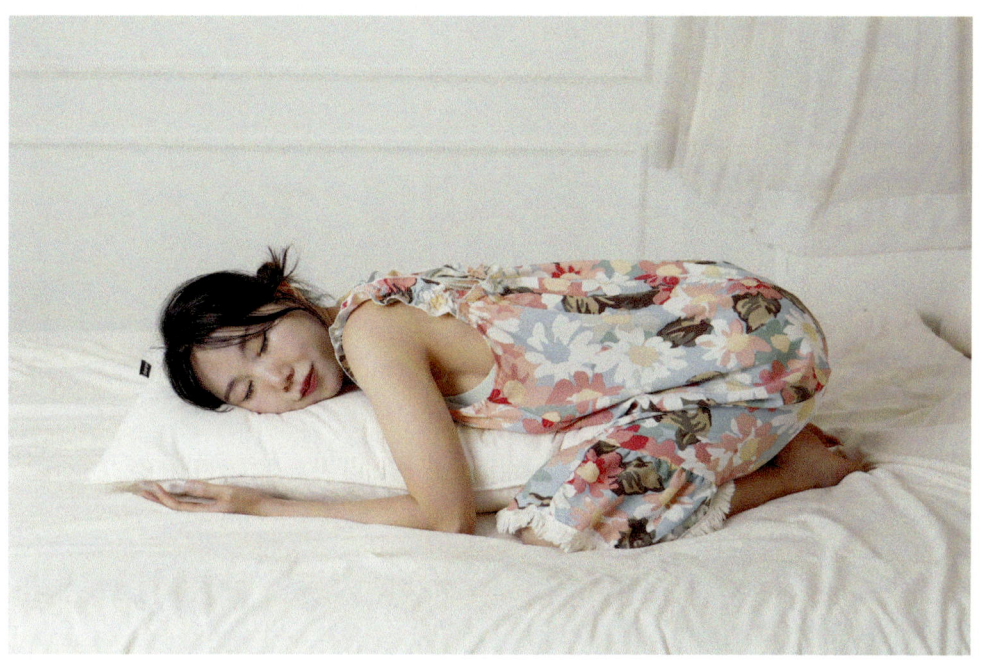

아기 자세에서 가슴 아래에 베개를 두고 편안하게 기대어 이완합니다.

4. 요가적 잠으로 들어가기

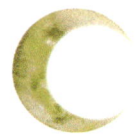

수면으로 자연스럽게 이어지는 사바아사나의 활용법

수면으로 자연스럽게 이어지는 사바아사나(Savasana) 활용법은 몸과 마음을 깊이 이완하여 잠들기 전 몸을 수면 준비 상태로 만드는 데 효과적인 방법입니다. 사바아사나는 신체와 정신을 고요하게 만들어 수면으로의 전환을 부드럽게 도와주며, 긴장을 완화하고 마음을 차분히 하는 데 탁월합니다.

1. 사바아사나의 기본자세 준비

- **편안한 자세로 눕기**: 침대나 요가 매트에 등을 대고 눕습니다. 다리를 약간 벌리고, 발끝이 자연스럽게 바깥쪽으로 향하게 합니다. 팔은 몸 옆에 두되, 손바닥이 위로 향하도록 하여 어깨와 팔을 편안하게 놓습니다.

- **몸의 긴장 풀기**: 머리부터 발끝까지 몸 전체를 이완하는 데 집중합니다. 이때 각 신체 부위를 하나씩 인식하며, 긴장을 내려놓고 편안하게 풀어 줍니다.

2. 의식적인 호흡을 통한 이완

- **느리고 깊은 호흡**: 코로 천천히 깊이 숨을 들이마시고, 입이나 코로 천천히 내쉽니다. 호흡이 고요하게 이어지며 몸 전체가 점차 이완되는 것을 느낍니다.

- **호흡에 집중하기**: 들이마시고 내쉬는 호흡에 주의를 기울이며, 매 호흡이 몸속 깊이 흘러드는 것을 상상합니다. 이렇게 의식적인 호흡을 통해 긴장과 불안이 서서히 줄어들고, 마음이 고요해집니다.

3. 신체 각 부위를 스캔하며 깊은 휴식

- **신체 스캔 기법**: 머리, 목, 어깨, 팔, 손, 가슴, 배, 엉덩이, 다리, 발까지 몸의 각 부위를 차례대로 인식하면서 긴장을 풀어 줍니다. 이 과정에서 각 부위가 더 무겁고 편안해지며, 침대나 바닥에 깊이 닿는 느낌을 느낍니다.

- **내려놓기**: 몸의 모든 부위를 이완시키고, 무게를 내려놓으면서 완전히 편안하게 누워 있는 상태를 유지합니다.

4. 시각화를 통한 편안한 상태 유지

- **편안한 이미지를 상상하기**: 바닷가, 산속, 따뜻한 햇살 아래 등 평온한 장소를 떠올리며, 그곳에 누워서 편안히 쉬는 느낌을 상상합니다. 이 시각화는 마음을 차분하게 하고, 수면으로 이어지는 준비 상태를 만들어 줍니다.

- **수면 준비를 위한 말하기**: "나는 이제 깊은잠에 들 준비가 되었어" 같은 말을 마음속으로 조용히 반복합니다. 이는 몸과 마음이 수면 상태로의 전환을 더욱 자연스럽게 받아들이도록 돕습니다.

5. 깊은 이완 상태에서 수면으로 전환

- **긴장감 완전 해소**: 모든 생각과 긴장을 내려놓고, 온전히 몸과 마음이 편안해지도록 합니다. 이 상태에서 깊고 규칙적인 호흡이 자연스럽게 이어지면서, 마음이 고요해지고 졸음이 찾아옵니다.

- **잠들기**: 사바아사나 상태에서 수면으로 이어지도록 하여, 잠을 유도하는 최적의 환경을 조성합니다. 몸이 이완된 상태에서 편안히 잠에 들면, 수면의 질이 높아지고 더욱 깊은 숙면을 취할 수 있습니다.

6. 사바아사나로 수면을 유도할 때의 팁

- **차분한 환경 조성**: 방의 조도를 낮추고, 차분한 음악이나 자연의 소리를 추가해 안정된 환경을 만들면 더욱 쉽게 수면으로 이어질 수 있습니다.

- **수면 리듬 형성**: 매일 같은 시간에 사바아사나를 활용한 이완 루틴을 통해 몸과 마음이 수면 리듬에 익숙해지도록 합니다.

사바아사나는 수면으로 이어지는 완벽한 준비 상태를 만들어 주며, 신체와 마음을 완전히 이완해 더욱 깊고 편안한 수면을 도와주는 효과적인 명상과 이완 방법입니다.

일어났을 때 상쾌함을 위한 1분 요가 자세

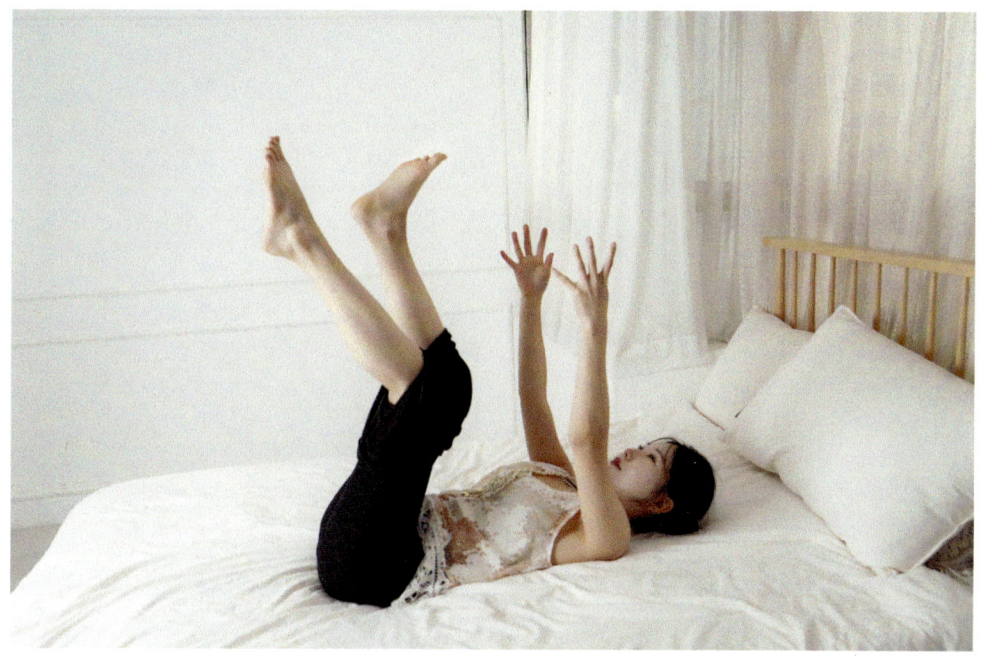

① 누워서 두 다리와 팔을 천장으로 들어 올립니다.
② 팔과 다리를 흔들며 전신의 진동을 느낍니다.
③ 팔다리를 흔들며 밤새 정체되었던 혈류와 림프 순환을 개선합니다.

• 효과:
전신을 움직이며 근육을 부드럽게 풀어 전신의 부종이 완화될 수 있게 도와줍니다.

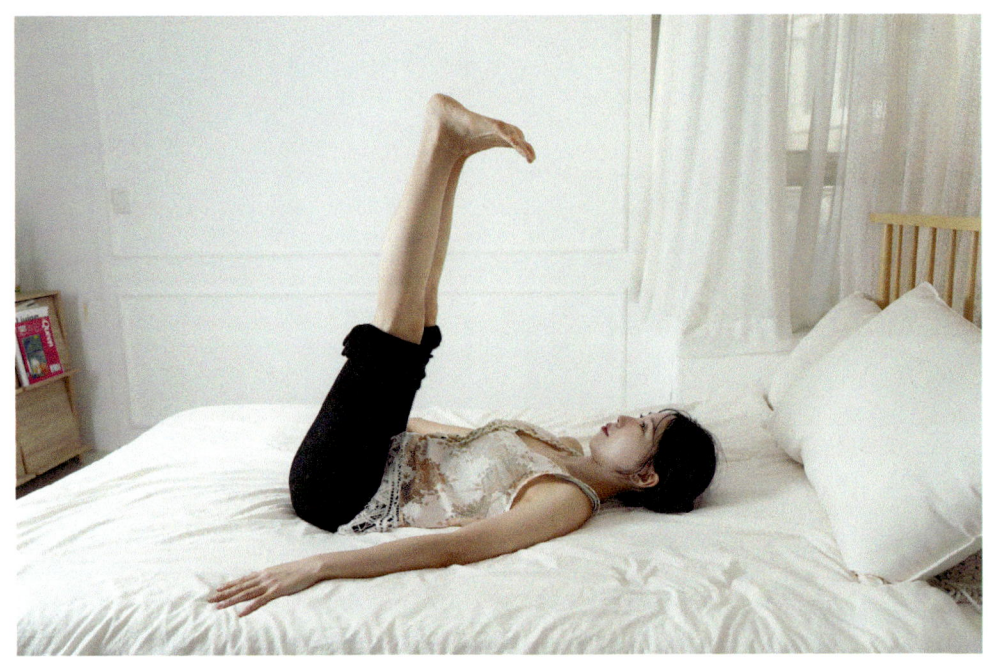

① 누워서 발끝을 당겼다가 밀며 반복적으로 발목을 움직입니다.
② 발목과 종아리 근육을 스트레칭하며 하체 부종을 개선합니다.

- 효과:
제2의 심장이라고 불리는 종아리 근육을 발달시키며 발과 발목, 종아리의 부기와 부상을 예방합니다.

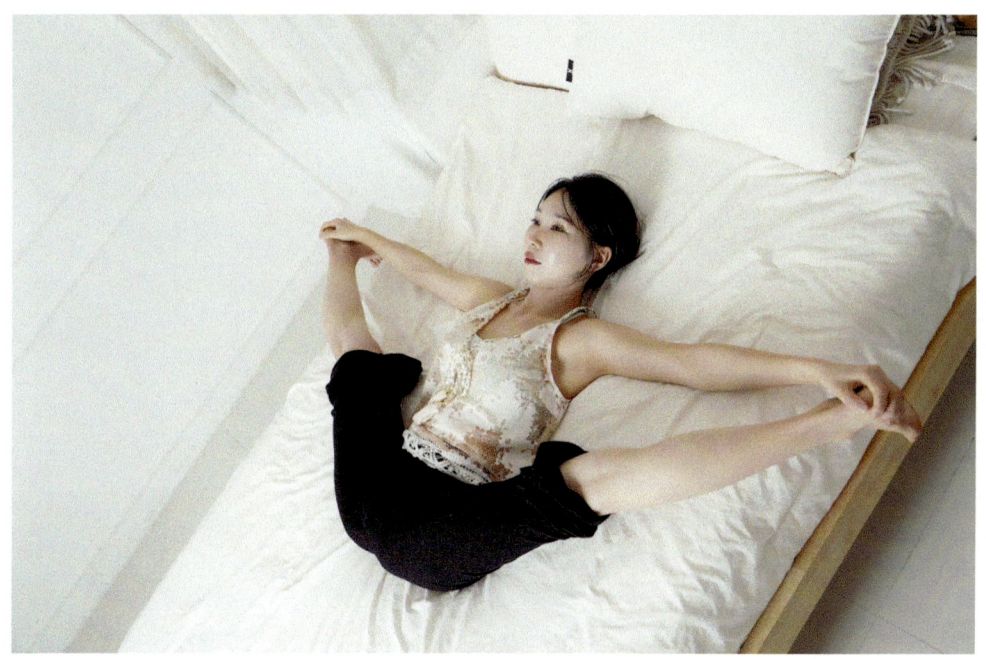

① 누워서 다리를 하늘로 올려 주고 다리를 좌우로 엽니다.
② 발끝을 당기면서 다리 뒤쪽 아킬레스건까지 부드럽게 이완합니다.

• 효과:
발목부터 허벅지 안쪽 내전근 햄스트링 고관절까지 열어 주며 골반 비대칭을 완화하고 밤새 경직되었던 허리도 편안하게 안정시킵니다.

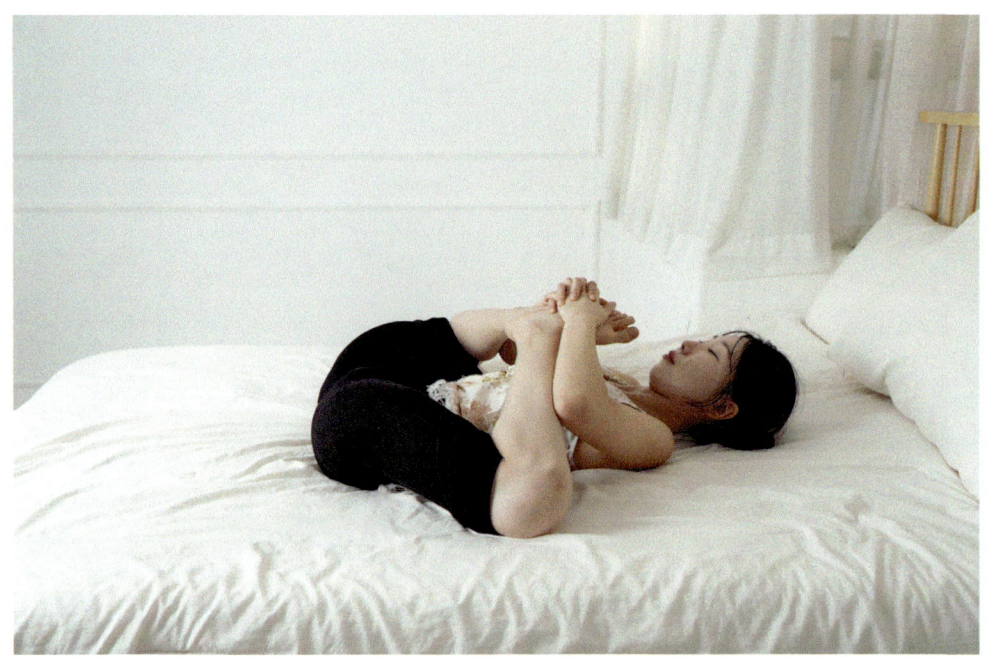

① 누워서 무릎을 좌우 구부려 발바닥 합족을 하고 발날을 잡습니다.
② 들숨에 발날을 잡고 날숨에 발날을 가슴 쪽으로 당깁니다.

- **효과**:
골반과 허리의 긴장이 풀려 잠에서 일어나도 허리가 편안하고 소화기관을 자극해 배변 활동을 도와줍니다. 일어나서 소화 활동을 하기에 도움이 됩니다.

① 자리에 앉아 팔을 ㄴ 자로 접어 들숨에 가슴을 폅니다.
② 날숨에 팔꿈치를 옆구리 쪽으로 당깁니다.

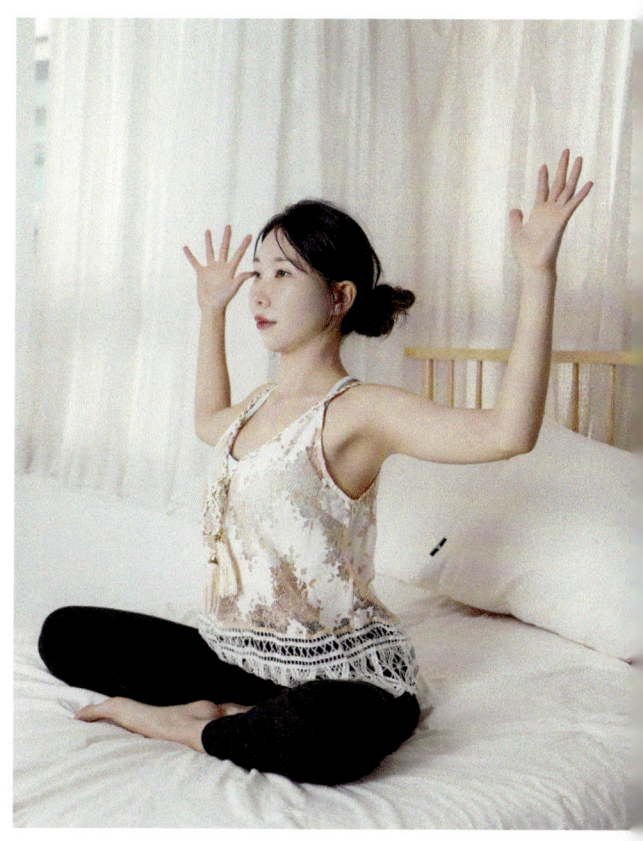

• 효과:
팔꿈치를 옆구리로 당기면서 척추가 자연스럽게 펴집니다. 아침에 하면 활력을 높이는 데 효과적입니다. 가슴을 열면서 횡격막을 확장하면 더 깊은 산소가 몸에 들어오며 에너지가 증가합니다.

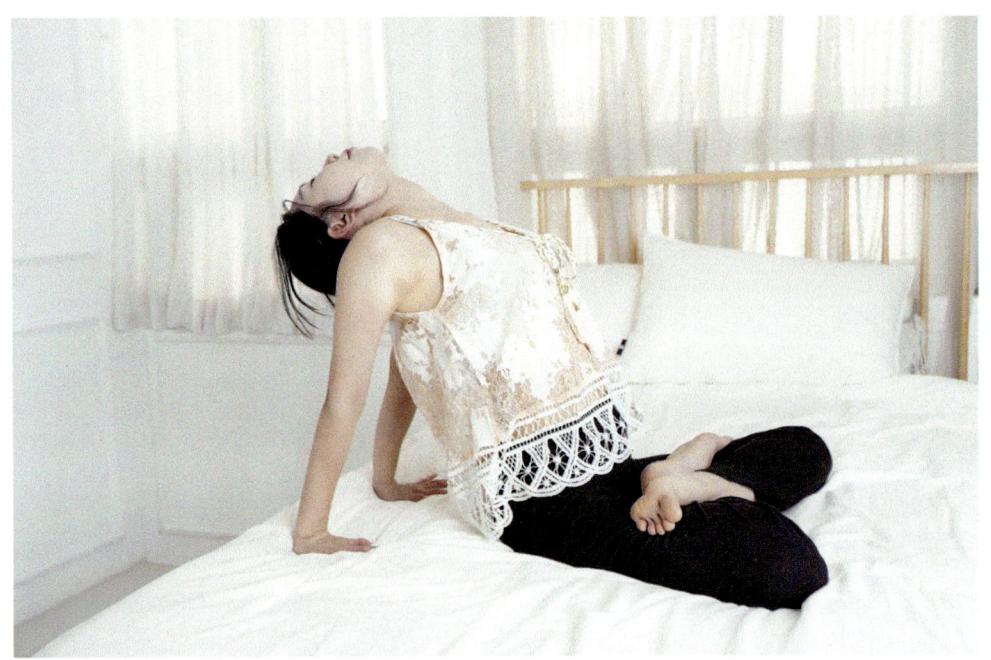

① 허벅지 위에 발목을 올려 상체를 열며 고개를 뒤로 넘깁니다.

② 들숨에 허벅지 위에 발목을 올리고 가슴을 확장하며 고개를 뒤로 넘깁니다.

③ 날숨에 무릎이 뜨지 않게 아래로 낮춥니다.

- **효과**:
호흡의 개선과 골반 허리에 자극을 주어 하체의 혈류가 원활해지고 관절의 긴장을 부드럽게 풀어 줍니다.

고양이-소 자세는 척추를 부드럽게 움직여 긴장을 풀어 주고, 아침에 경직된 근육을 유연하게 만들어 몸을 부드럽게 깨우는 데 도움을 줍니다.

① 네발로 엎드린 자세에서 숨을 들이마시며 허리를 아래로 내리고 가슴을 열어 시선을 위로 향합니다(소 자세).

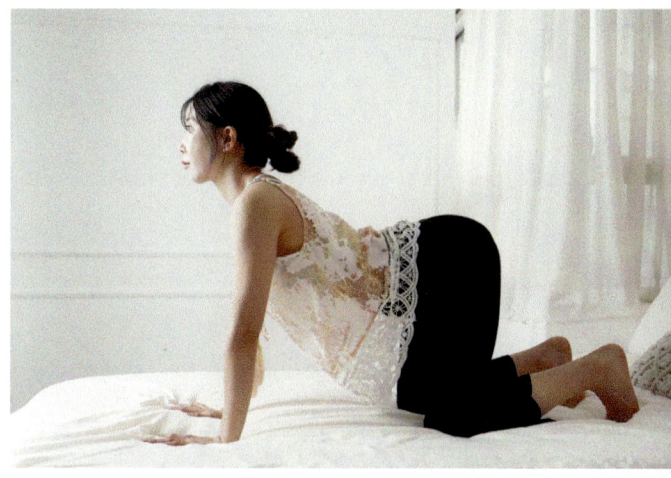

② 숨을 내쉬며 등을 둥글게 말고 시선을 배꼽 쪽으로 가져가면서 등을 최대한 천장 쪽으로 밀어 줍니다(고양이 자세).
③ 이 동작을 5~10회 반복하여 몸을 풀어 줍니다.

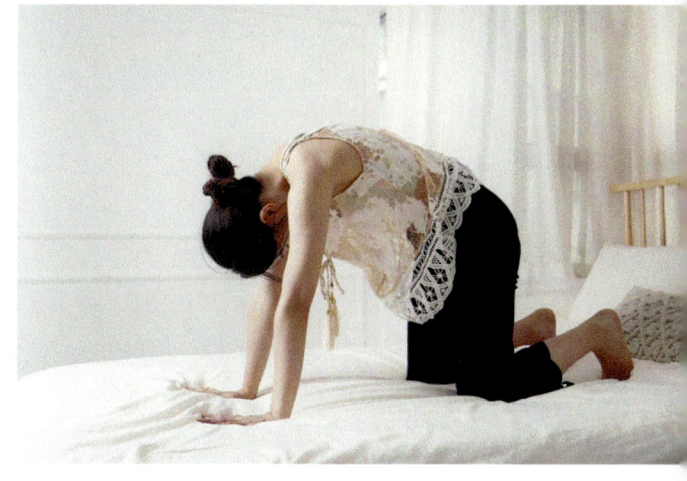

• 효과:
척추와 허리의 긴장을 완화하고, 몸의 순환을 활성화해 상쾌함을 느끼도록 돕습니다.

전신을 이완하고, 하체와 척추를 늘려 피로감을 줄이면서 활력을 불어넣는 자세입니다.

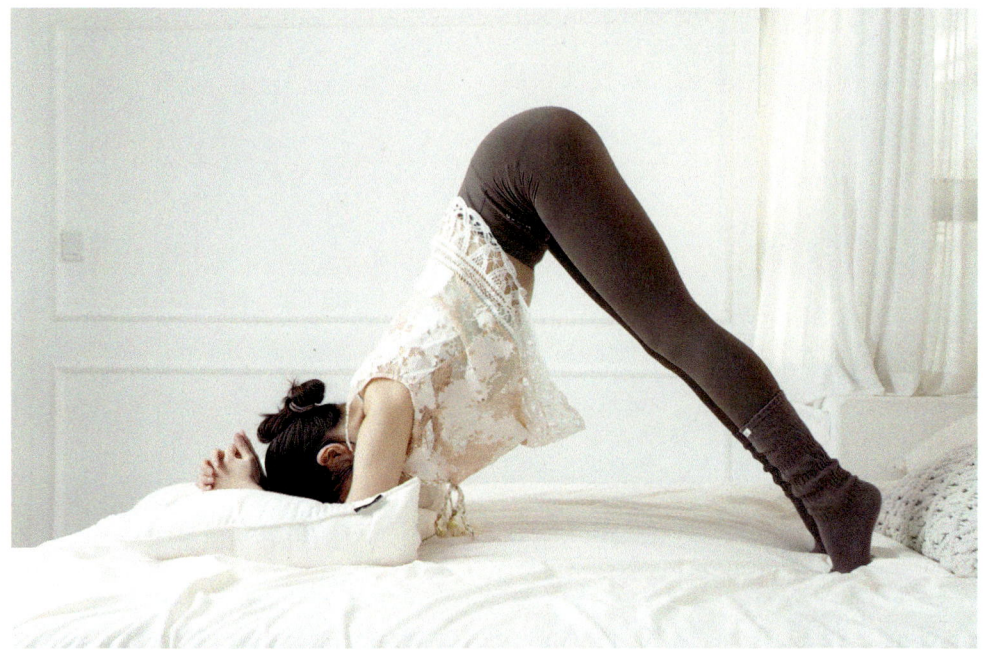

① 손과 발을 바닥에 대고 엉덩이를 위로 들어 올려 줍니다.
② 어깨와 팔을 길게 늘이고, 뒤꿈치를 바닥으로 눌러 다리 뒤쪽을 이완시킵니다.

• 효과:
전신을 자극하여 순환을 촉진하고, 기분을 상쾌하게 만들어 줍니다. 특히 다리의 혈류를 원활히 하여 아침의 무거운 느낌을 줄여 줍니다.

코브라 자세는 가슴과 어깨를 열어 호흡을 깊게 하고, 신체에 활력을 불어넣어 기분을 상쾌하게 해 주는 자세입니다.

① 바닥에 엎드려 두 손을 어깨 아래에 두고, 들숨에 상체를 천천히 들어 올려 가슴을 열어 줍니다.
② 팔꿈치는 살짝 구부리고, 어깨는 아래로 끌어 내리며 목과 가슴이 개방되도록 합니다.

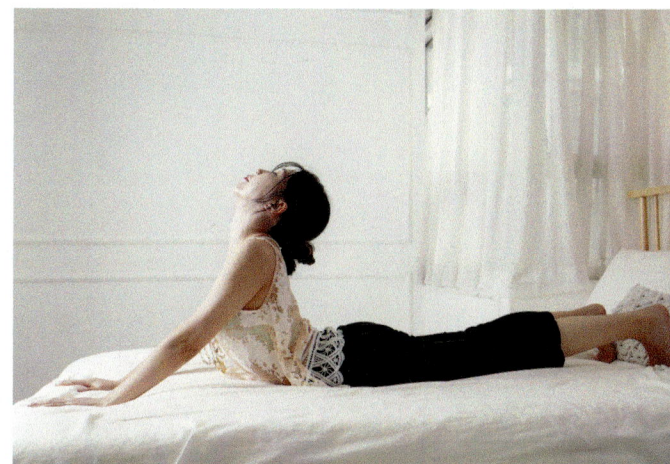

③ 코브라 자세에서 왼 다리를 구부리고 시선은 왼쪽을 바라봅니다.
④ 들숨에 가슴을 펴고 정면을 바라봅니다.
⑤ 날숨에 몸을 왼쪽으로 회전시키며 뒤를 바라봅니다.
⑥ 반대쪽도 똑같이 진행합니다.

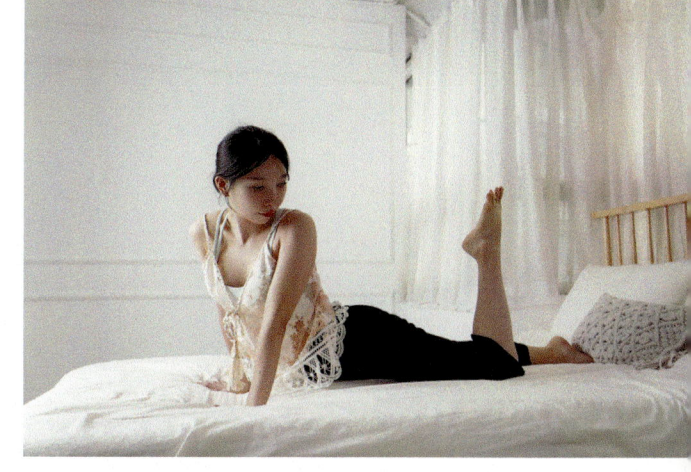

- **효과**:
가슴을 활짝 열어 아침의 깊고 상쾌한 호흡을 돕고, 에너지를 북돋아 주어 상쾌한 기분으로 하루를 시작할 수 있습니다.

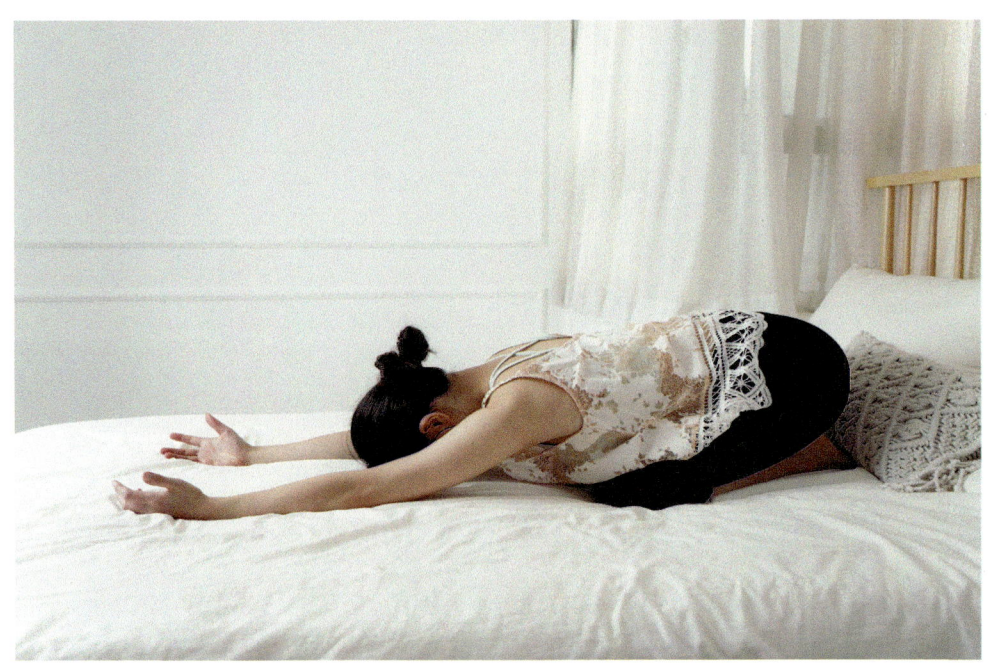

① 무릎을 꿇어앉아 상체를 앞으로 숙여 팔을 길게 뻗고 이마를 바닥에 댑니다.
② 호흡을 천천히 유지하며 몸 전체를 편안하게 이완시킵니다.

- **효과**:
  허리와 척추를 부드럽게 풀어 주고, 이완과 상쾌함을 동시에 느낄 수 있어 몸과 마음을 편안하게 깨우는 데 도움이 됩니다.

척추와 복부를 부드럽게 자극하여 아침에 몸의 순환을 촉진하고, 내장 운동을 활성화하여 개운한 기분을 느끼도록 돕습니다.

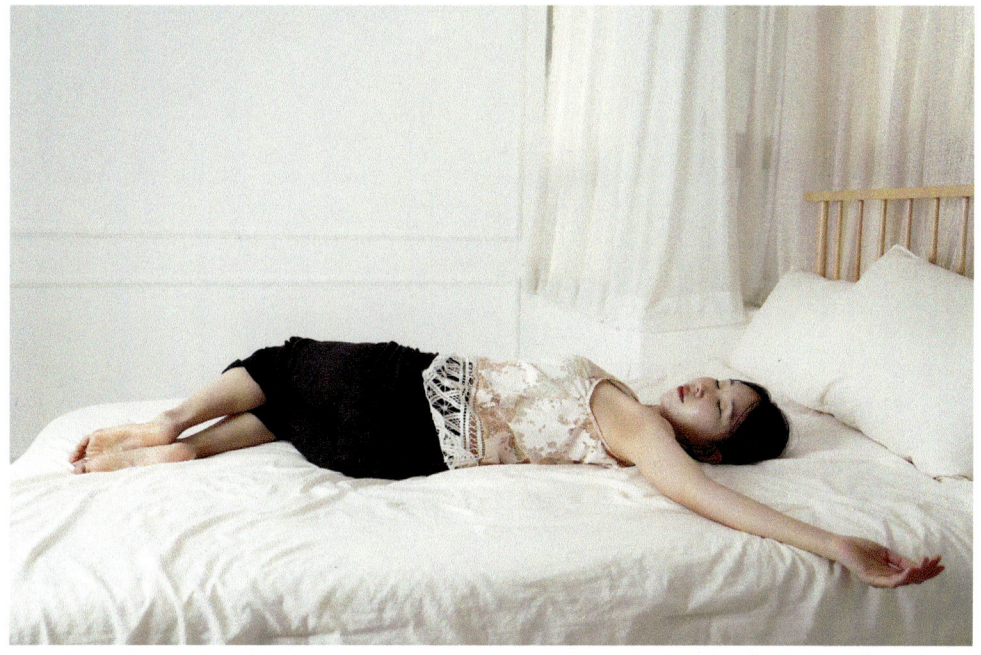

① 등을 대고 누워 한쪽 무릎을 가슴으로 당긴 후 반대편으로 넘깁니다.
② 반대쪽 팔을 옆으로 뻗어 어깨가 바닥에 닿게 하고, 시선은 반대편을 향합니다.
③ 반대쪽도 똑같이 진행합니다.

자기 전에 하는 긍정적 시각화 명상: 긍정적 이미지 상상하며 잠들기

1. 편안한 자세로 준비하기

침대에 편안하게 누워 몸을 이완합니다. 눈을 감고, 팔과 다리를 편안하게 두어 긴장을 풀어 줍니다. 머리부터 발끝까지 천천히 긴장을 풀며, 온몸이 침대에 녹아드는 느낌을 상상합니다.

2. 깊고 안정된 호흡

천천히 깊이 들이마시고, 길게 내쉬며 호흡에 집중합니다. 이때 들숨을 통해 긍정적인 에너지가 들어오고, 날숨을 통해 긴장과 걱정이 나간다고 상상합니다. 몇 번의 호흡을 통해 마음이 차분해지는 것을 느낍니다.

3. 긍정적인 시각화 시작하기

자신이 편안하고 행복해지는 장소나 상황을 상상합니다. 예를 들어, 푸른 바닷가나 따뜻한 햇살 아래 평화로운 들판 등 마음이 편안해지는 장면을 떠올려 봅니다. 자신이 그 장소에 있다고 느끼며, 주변의 소리, 냄새, 감촉까지 생생하게 상상합니다.

4. 긍정적인 감정 느끼기

이 상상 속에서 느끼는 **안정감과 평온함, 행복** 등의 긍정적인 감정에 집중합니다. 자신이 편안하고 안전하다고 느끼며, 평온한 감정이 온몸에 퍼지는 것을 상상합니다. 이 과정에서 마음의 걱정이나 불안감이 사라지고, 점점 더 편안해집니다.

5. 평화로운 상태에서 잠으로 연결하기

마지막으로 이 평화로운 이미지와 감정을 유지하면서, 스스로에게 "나는 지금 편안하고, 깊은잠에 들 준비가 되어 있어"라는 긍정적인 말을 조용히 속삭입니다. 이 상태에서 자연스럽게 수면에 빠져들 수 있도록 몸을 완전히 맡깁니다.

TIP: 반복적인 긍정 문구 사용.

반복적인 말은 마음의 집중과 안정을 유도하고 생리적 이완 효과가 있습니다. 자신이 좋아하는 긍정적인 문구나 말(예: "모든 것이 잘되고 있어", "나는 안전하고 평온해")을 조용히 속으로 반복하면서 평화로운 감정을 강화할 수 있습니다.

이와 같은 긍정적인 시각화 명상은 잠자리에 들기 전 부정적인 감정과 생각을 내려놓고, 편안한 상태에서 상쾌하게 잠들도록 도와줍니다.

번외

요가, 명상, 사바아사나 추천 플레이리스트

자연 소리

ocean waves: 잔잔한 파도 소리로 평온함, 긴장을 완화
Ethereal - kinoko: 부드러운 강물 소리와 새소리로 가벼운 시작
Marine Layer: 더 고요한 물소리와 동굴 속 반딧불 소리
Black Forest - snoozy: 소나기 소리와 숲속의 맑은 새소리
포레스트 사운드: 답답한 마음을 풀어 주는 바람 소리

사바아사나 음악 추천

Om asatoma - Deva premal

Om namo bhagavate - Deva premal

Aad Guray - Deva premal

Turning to peace - paul schwartz

Ra Ma da Sa - Snatam Kaur

Gobinda Gobinda Hari Hari - Snatam Kaur

Lokah - marti walker

Long Time Sun - Snatam Kaur

La Luna - Mirabai Ceiba

Avril 14th - Aphex Twin

모든 사람들의 밤이 평화롭고

하루가 더 빛날 수 있기를 간절히 바랍니다

《서보영의 꿀잠요가》가 그 여정에 함께하겠습니다

감사합니다